Die Reihe ZEHN HYPNOSEN geht weiter ...

... Jetzt auch im günstigen Textabo **HypnoService** bereits vor Veröffentlichung im Buchhandel ...

Jahresabo mit 24 Ausgaben

Zweijahresabo mit 48 Ausgaben

Sie erhalten als Textabonnent die Texte der neuen Bücher jeweils einige Tage vor Veröffentlichung im Buchhandel als PDF-Datei (per E-Mail) und Sie zahlen weniger als die Hälfte des Buchpreises. Und für die Freunde der Fantasiereisen bieten wir ein entsprechendes Abo mit Trancegeschichten an – unseren **Traumland***Express*.

Infos und Buchung auf www.praxissimon.de

Zehn Hypnosen - Band 98

Sporthypnosen - Leistungssteigerung

ZEHN HYPNOSEN - BAND 98

SPORTHYPNOSEN - LEISTUNGSSTEIGERUNG

Copyright © 2016 Ingo Michael Simon
All rights reserved.
ISBN-13: 978-1537112497
ISBN-10: 153711249X
Alle Rechte liegen beim Autor
Kontakt: www.praxissimon.de

Inhaltsverzeichnis

Vorwort 7

Das Baukastensystem 8

Die Hypnosetechniken der Hauptteile ... 10

Drei parallele Buchreihen 12

Einleitung 15

Vertiefung 16

Förderung der Compliance 17

Hauptteile 18

Übergang zur Ausleitung 64

Ausleitung der Trance 65

Bücher- und Themenliste 66

Hauptteile mit posthypnotischem Auftrag

Ich werde besser 18
   Insistierende Suggestion

Täglich besser 22
   Versteckte Instruktion

Auf die Einstellung kommt es an ... 26
   Direkte Suggestion (analog markiert)

Optimales Training 30
   Intentionale Suggestion

Ich steigere mich mit jedem Tag ... 34
   Steigerungssuggestion

Ich besiege mich selbst 38
   Kausale Suggestion

Leidenschaft und Anerkennung ... 42
   Spiegelsuggestion

Jede Körperzelle hilft 46
   Somato-emotionale Hypnose

Media 50
   Selbsthypnose-Training

Ich liebe Training 58
   Affirmationshypnose

Der Autor

Ingo Michael Simon studierte Psychologie und Pädagogik und ist Hypnosetherapeut mit Praxistätigkeiten in Südwestdeutschland und in der Schweiz. Mit Hilfe hypnosegestützter Psychotherapie behandelt er vor allem Menschen mit anhaltenden psychischen Leiden. Angststörungen, pathologische Zwänge und psychosomatische Erkrankungen bilden den Schwerpunkt seiner Praxistätigkeit. Zu seinen therapeutischen Angeboten gehören hauptsächlich klassische und moderne Hypnoseanwendungen und die von ihm selbst entwickelte Traumlandtherapie.

Wichtiger Hinweis

Die Inhalte dieses Buches beruhen auf den praktischen Erfahrungen des Autors mit Hypnoseanwendungen und Psychotherapie im Zustand der Trance. Obwohl sich der Autor um größtmögliche Sorgfalt bemüht hat, können Fehler oder Missverständnisse in der Darstellung nicht vollkommen ausgeschlossen werden. Die therapeutische Arbeit mit Menschen sowie die Anwendung der Hypnose obliegen ausschließlich der Verantwortung des Hypnotiseurs. Es kann nicht ausgeschlossen werden, dass Teile dieses Buches falsch verstanden werden oder die Anwendung eines vorgestellten Verfahrens eine ungewünschte Reaktion beim Klienten bewirken kann. Eine Mitverantwortung des Autors besteht auch dann nicht, wenn unter Hinweis auf die Ausführungen dieses Buches mit einem Klienten gearbeitet wird.

Vorwort

Dieses Buch gehört zu einer fortlaufenden Reihe von Textsammlungen zur Anwendung von Hypnose. Jedes Buch der Reihe enthält zehn Hypnosehauptteile zu einem bestimmten Thema. Außerdem finden Sie Textvorlagen für die weiteren Bausteine einer gelungenen Hypnosesitzung, die Sie frei miteinander kombinieren können. Mit diesem modularen Aufbau steht Ihnen ein Baukastensystem für Ihre Hypnosesitzungen zur Verfügung. Wenn Sie bereits mit eigenen, bevorzugten Einleitungen oder Vertiefungen arbeiten, bauen Sie einfach den jeweiligen Hauptteil in Ihren Ablauf ein. Viele frisch ausgebildete Hypnotiseure klagen darüber, zu wenige Suggestionstexte verfügbar zu haben, und in der Tat gibt es nur sehr wenig hierzu in Büchern oder bei Ausbildungsveranstaltungen. Sicherlich lernt jeder, der mit Hypnose arbeitet, früher oder später, eigene Texte frei zu formulieren. Daran misst sich allerdings nicht die Qualität der Arbeit. Die Art des Vortragens der Suggestionen und die Überzeugungskraft des Therapeuten sind oft viel ausschlaggebender als die einzelnen Formulierungen. Dennoch zeigt meine Erfahrung, dass bestimmte Formulierungen und ein ganz bestimmter Aufbau einer Hypnosesequenz sehr stark über den Erfolg der Arbeit mit entscheiden können. Ich verzichte ganz gezielt auf theoretische Ausführungen und auf Hinweise zum nonverbalen und paraverbalen Anteil der Sitzung. Ich gehe davon aus, dass die Leserinnen und Leser dieses Buches zumindest über eine abgeschlossene Grundausbildung in Hypnose verfügen und wissen, wie die Texte eingesetzt werden können.

Ingo Michael Simon

Das Baukastensystem

Nachdem bereits das dritte Buch dieser Reihe erschienen war und mich viele Zuschriften von Leserinnen und Lesern erreichten, die meine Texte mit Freude und Erfolg in ihrer Arbeit benutzen, beschloss ich, die drei ersten Bände neu zu schreiben bzw. umzuschreiben und den Aufbau der Bücher grundlegend zu verändern. Die Rückmeldungen haben gezeigt, dass der Bedarf an weiteren Texten hoch ist, dass das Bedürfnis nach noch mehr Flexibilität und Individualität ebenfalls berücksichtigt werden sollte. Einerseits habe ich dieses Buch geschrieben, um Ideen zu geben, Beispiele greifbar zu machen und zu zeigen, wie Hypnosen im Praxisalltag tatsächlich aussehen können. Andererseits ist es aber auch als Lese- oder genauer gesagt Vorlesebuch konzipiert. Es spricht nämlich überhaupt nichts dagegen, einen Hypnosetext vorzulesen. Er wird dadurch nicht schlechter. Während ich in den älteren Ausgaben der ersten drei Bände zusammenhängende Texte für zehn Hypnosesitzungen aufgeschrieben habe, bin ich später dazu übergegangen, Texte für die einzelnen Bausteine der Hypnosesitzung zu schreiben, die dann jeweils mit den fertig ausformulierten Hauptteiltexten frei kombiniert werden können.

Der Aufbau und Ablauf einer Hypnose wird von verschiedenen Autoren und Ausbildern unterschiedlich beschrieben, wobei die meisten jedoch der gleichen Grundidee folgen. Ich bevorzuge nicht nur einfache Abläufe, sondern auch nachvollziehbare Gliederungen und unterscheide in dieser Buchreihe daher sieben Schritte einer Hypnosesitzung. Für jeden Schritt gibt es Textvorlagen, die nach Belieben miteinander kombiniert werden können. Ich habe diesen Aufbau gewählt, um trotz fertiger Vorlagen auch Raum für Individualität zu lassen. So ist es mit der Zeit oder für fortgeschrittene Hypnotiseure auch leichter möglich, eigene Texte und Formulierungen zu verwenden und nur den Hauptteil für die jeweilige Sitzung diesem Buch zu entnehmen. Ich unterscheide folgende Schritte einer Hypnose:

1. Einleitung (Induktion)
2. Vertiefung der Trance
3. Förderung der Veränderungsbereitschaft (Compliance)
4. Hauptteil (Therapieteil, Anwendungsteil)
5. Festigung; bei Fantasiereisen: Achtsamkeit und Selbsttreue
6. Dehypnose 1 (Übergang zur Ausleitung)
7. Dehypnose 2 (Ausleitung der Trance)

Die Punkte in den Texten ... ... unterbrechen ... ... den ... ... Lesefluss und zwingen zu Pausen bzw. zum langsamen Lesen, was meistens viel schwieriger ist als langsames Freisprechen. Bauen sie die Texte in ihre Sitzungen ein und lesen sie diese vor oder verändern sie Teile und passen sie für ihre Klienten an. Allgemein gültige Textvorlagen, die bei allen Klienten und allen Problemkonstellationen gleichermaßen wirken, können nicht erstellt werden. So verstehe ich meine Bücher auch nicht. Ich verstehe sie vor allem als Beispielsammlungen, die in vielen Fällen, so bestätigen es zahlreiche Zuschriften meiner Leserinnen und Leser, bereits passend sind oder durch wenige individuelle und personalisierte Ergänzungen passend gemacht werden können. Ich verstehe sie aber auch als Vorlagen, die als Basis für eigene Texte und Suggestionen dienen können. Entscheiden sie selbst!

Die Hypnosetechniken der Hauptteile

In dieser Ausgabe kommen zehn verschiedene Hypnosetechniken zur Anwendung. Hier eine kurze Übersicht, Erläuterungen zu den einzelnen Techniken finden Sie bei den jeweiligen Texten:

1. Insistierende Suggestion
2. Versteckte Instruktion
3. Direkte Suggestion (analog markiert)
4. Intentionale Suggestion
5. Steigerungssuggestion
6. Kausale Suggestion
7. Spiegelsuggestion
8. Somato-emotionale Hypnose
9. Selbsthypnose-Trigger
10. Affirmationshypnose

Selbstverständlich kommen in jedem Text mehrere Techniken vor, nicht nur eine einzige. Das würde einen Text zu eintönig machen und würde dazu führen, dass die Klienten die angewandten Techniken möglicherweise intuitiv oder unbewusst „decodieren" würden und die Wirkung abgeschwächt würde. Ich habe die Texte so geschrieben, dass die jeweils angegebene Technik oder Methode den Mainstream bildet und gezielt und überwiegend eingesetzt wird. Zum leichteren Verständnis und Nachvollziehen der Regelanwendung und Technikumsetzung habe ich einige Passagen oder Wörter kursiv oder auch fett-kursiv im Text abgedruckt ... ... Wer mit den vorgestellten Techniken vertraut ist und sich für die Umsetzung näher interessiert, kann so schneller erfassen, wie ich sie verwendet habe.

Ich möchte an dieser Stelle noch darauf hinweisen, dass Bücher keine Therapien ersetzen können. Zu einer Psychotherapie oder einer anderen therapeutischen Behandlung gehört selbstverständlich mehr. Eine sorgsame Diagnostik ist die notwendige Entscheidungsgrundlage für den Einsatz der Mittel, also auch dafür, ob Hypnose oder einer meiner Texte zur Anwendung kommen mag. Doch auch in diesem Fall gehören Vorgespräche, Nachgespräche während der Sitzung und natürlich ein therapeutisches Konzept der Sitzungsfolge und inhaltlichen Vorgehensweise zu einer Therapie. Das kann und will ich nicht mit einer Textsammlung leisten.

Drei parallele Buchreihen

Folgende Buchreihen mit Hypnosetexten in modularem Aufbau erscheinen als thematisch parallele Reihen, wobei Sie in jeder unterschiedliche Texte finden. Entscheiden Sie selbst, welche Techniken besser zu Ihnen passen oder ergänzen Sie Ihre Textsammlung zu Ihren bevorzugten Themen nach und nach mit den Büchern der parallelen Reihen.

Die Reihe „Zehn Hypnosen"
Der Klassiker mit einem Mix aus *konventionellen, kreativen* und *selbstorganisatorischen Hypnosetechniken* beleuchtet das jeweilige Thema mit verschiedenen Methoden und Zugangsweisen. Hier finden Sie auch Techniken, die nur wenige Therapeuten kennen – direkt und einfach anwendbar!

Die Reihe „Hypnosetexte für Coaching und Therapie"
Die neue Reihe mit ausschließlich *suggestiven Methoden*. Diese sind in einer einzigartigen Verbindung amerikanischer und europäischer Tradition und in zeitgemäßem Sprachmustern geschrieben. Außerdem werden Texte zu verschiedenen Erscheinungen eines Problems (Unterthemen) angeboten.

Die Reihe „Fantasiereisen für Coaching und Therapie"
Diese *geführten Fantasiereisen* können in jede Hypnosetherapie integriert werden bzw. als Hypnose mit kreativem Hauptteil angesehen werden. Die Texte sind auf Grundlage der von Ingo Michael Simon entwickelten und erfolgreich in Deutschland und in der Schweiz eingeführten *Traumlandtherapie* geschrieben.

Das Besondere der Sporthypnosen

Dieser Band unterscheidet sich etwas von den übrigen dieser Reihe. Ich habe hier auf die Auswahl verschiedener Einleitungen und Vertiefungen verzichtet, dafür eine breite Auswahl an Textbausteinen zu einigen Hypnosen ergänzt, damit die Texte unkompliziert für verschiedene Themen und Sportarten benutzt werden können. Zur Selbsthypnose (Nr. 9) und zur Affirmationshypnose (Nr. 10) habe ich jeweils eine Tabelle mit Textbausteinen angehängt. In vielen anderen Texten habe ich Auswahlmöglichkeiten in eckigen Klammern angegeben, also beispielsweise … … Ich treibe ab sofort [wieder, mehr] Sport … … So kann das Thema sehr leicht angepasst werden, im Beispiel für einen absoluten Anfänger oder für einen Wiedereinsteiger oder für jemanden, der mehr Sport treiben will. Natürlich kann auch das immer nur eine kleine Auswahl sein und soll vor allem Inspiration geben für die Leichtigkeit, mit der die Texte auch auf weitere ähnliche Themen angepasst werden können.

Eine weitere Besonderheit besteht darin, dass alle Texte in der Ich-Form geschrieben sind. Ich arbeite seit Jahren mit Sportlern, vor allem Ausdauersportlern (Schwerpunkt Triathlon, Marathon), mit Volleyballern (Zweite und dritte Liga, da geht es schon um etwas!) und mit Kraftsportlern (Gewichtheben). Natürlich gilt, wie bei allen Hypnosen, dass Ich- und Du-Form praktikabel und wirksam sind. Doch ich versichere Ihnen, dass keine Zielgruppe derart günstig und schnell auf die Ich-Form reagiert wie Sportler. Die tun sich nämlich meistens eher schwer mit Aufforderungen dazu, was sie tun sollen (Du weißt …). Mit eigenen Vorstellungen und Grundhaltungen aber fühlen sie sich rundherum wohl. Daher formuliere ich alle Trancen und Suggestionen bei Sportlern in Ich-Form – immer!

Neue Reihe für Personaltrainer, Berater, Sporttherapeuten

Für alle Personaltrainer, Berater und Therapeuten, die häufiger mit Sportlern arbeiten, gibt es die neue Reihe *„Zehn Hypnosen Spezial – Personaltraining mit Sportlern"* für viele Sportarten und Sportthemen. Informationen wie immer auf meiner Homepage!

Zehn Hypnosen Spezial
Personaltraining mit Sportlern

demnächst im Buchhandel ...

... Infos auf www.praxissimon.de

Einleitung:

…… Mach es dir bequem und ruh dich aus …… Nach jedem körperlichen Training kommt eine Ruhephase …… Solch eine Ruhephase ist jetzt …… Du kannst sie doppelt nutzen …… Einerseits kannst du dich wirklich ausruhen und deinen Körper auf diesem Wege bei der Verarbeitung des Trainings unterstützen und damit besser werden …… andererseits kannst du diese Ruhe, diese Trance, als Zeit des mentalen Trainings nutzen …… Das ist ganz leicht und geht viel einfacher als du dir Mentaltraining vielleicht vorstellst …… Höre einfach meine Worte und mach sie zu deinen eigenen Worte, zu deinen eigenen Gedanken …… Stell dir vor, du selbst bist es, *der/die* denkt und sagt ……

…… Ich lasse mich in einen bequeme Trance fallen und sinke immer tiefer und tiefer in die Entspannung …… Ganz tief versinke ich in Trance …… denn so ist mentales Training am einfachsten ……

…… Ich lasse mich in einen bequeme Trance fallen und sinke immer tiefer und tiefer in die Entspannung …… Ganz tief versinke ich in Trance …… denn so ist es wirklich bequem und ruhig ……

…… Ich lasse mich in einen bequeme Trance fallen und sinke immer tiefer und tiefer in die Entspannung …… Ganz tief versinke ich in Trance …… denn ich werde immer müder und müder ……

…… Ich lasse mich in einen bequeme Trance fallen und sinke immer tiefer und tiefer in die Entspannung …… Ganz tief versinke ich in Trance …… ganz tief in Trance …… ganz tief in Trance ……

Vertiefung der Trance:

… … Körperliche Entspannung ist nach jedem intensiven Training wichtig, denn sie hilft bei der Regeneration und beim Erreichen des nächsten Leistungsniveaus … … Zur Steigerung der sportlichen Leistungsfähigkeit und damit zum Erreichen sportlicher Ziele kommt es vor allem auf die Phasen der Ruhe und Entspannung an … … Eine solche Phase ist jetzt … … und ich nutze sie für mich optimal … …

… … Meine Muskeln entspannen immer mehr und mein Körper wird müde und will schlafen … … also wird auch mein Kopf müde und ich gehe tiefer in Trance … …

… … Meine Muskeln entspannen immer mehr und mein Körper wird müde und will schlafen … … also werden auch meine Schultern und meine Arme müde und ich gehe tiefer in Trance … …

… … Meine Muskeln entspannen immer mehr und mein Körper wird müde und will schlafen … … also werden auch meine Beine müde und ich gehe tiefer in Trance … …

… … Meine Muskeln entspannen immer mehr und mein Körper wird müde und will schlafen … … also lassen jetzt alle Muskeln los und ich gehe in Trance … …

… … Meine Muskeln entspannen immer mehr und mein Körper wird müde und will schlafen … … also lasse ich mich immer tiefer fallen und gehe immer und immer tiefer in Trance … …

Förderung der Veränderungsbereitschaft (Compliance):

...... Ich will heute etwas erreichen ...... Ich will etwas tun, um meine Kraft und mein Potenzial zur Leistungssteigerung zu aktivieren ...... Ich weiß, dass das in Trance am besten geht ...... Ich weiß, dass dieses Mentaltraining in Trance besonders intensiv wirkt, weil es mein Training ist und weil ich es genauso ernst nehme wie jedes körperliche Training auch ...... Ich lasse mich also auf dieses Training ein und profitiere maximal davon ......

...... Ich lasse mich auf dieses Mentaltraining jetzt ein ...... denn so erreiche ich meine sportlichen Ziele am schnellsten ......

...... Ich lasse mich auf dieses Mentaltraining jetzt ein ...... denn so kann ich auch Ziele erreichen, die ich kaum für möglich gehalten hatte ......

...... Ich lasse mich auf dieses Mentaltraining jetzt ein ...... denn so will ich besser werden, so will ich meine Leistung steigern ......

...... Ich lasse mich auf dieses Mentaltraining jetzt ein ...... denn dieses Training gehört zu meinem persönlichen Trainingsplan ...... zu meinem persönlichen Optimierungsplan ......

Hauptteil 1: Ich werde besser
Insistierende Suggestion

Insistierend bedeutet „darauf bestehend" oder „beharrlich". Bei dieser Technik wird mit wenigen Suggestionen gearbeitet, die jeweils wie ein Mantra in mehreren Hauptsätzen hintereinander wiederholt werden. Das hört sich zunächst etwas altmodisch an. Allerdings wird jeweils in den Nebensätzen eine Begründung, Intention oder eine positive Bewertung angefügt, die den Hauptsatz (die eigentliche Suggestion) unterstützt. Wir haben also für jede Suggestion vier oder fünf gute Begründungen. Eine sehr wirksame und auch für Gruppenhypnosen sehr geeignete Variante.

Zielformulierung und Willensstärkung

… … Ich bereite mich jetzt darauf vor, *in meinem Sport [oder: Sportart*] so schnell wie möglich besser [oder: Ziel***] zu sein* … … deshalb öffne ich mich jetzt ganz und gar diese Hypnose … …

… … Ich bereite mich jetzt darauf vor, *in meinem Sport [oder: Sportart*] so schnell wie möglich besser [oder: Ziel*] zu sein* … … deshalb wähle ich helfende Worte und mache sie mir zu eigen … …

… … Ich bereite mich jetzt darauf vor, *in meinem Sport [oder: Sportart*] so schnell wie möglich besser [oder: Ziel*] zu sein* … … deshalb bin ich bereit, Suggestionen und helfende Gedanken zu hören … …

… … Ich bereite mich jetzt darauf vor, *in meinem Sport [oder: Sportart*] so schnell wie möglich besser [oder: Ziel*] zu sein* … … deshalb freue ich mich jetzt schon auf die Wirkung dieser Trance … …

… … Ich werde mit jedem Tag *besser [oder: Ziel***]* … … Ich bin bereits *besser [oder: Ziel***]* … …

Gedankenausrichtung

… … Ich bin fest davon überzeugt, dass mich jedes Training *besser [oder: Ziel***]* macht … … und deswegen macht mir auch jedes Training so viel Spaß … …

… … Ich bin fest davon überzeugt, dass mich jedes Training *besser [oder: Ziel***]* macht … … und deswegen bin ich auch bereit, noch intensiver und härter zu trainieren … …

… … Ich bin fest davon überzeugt, dass mich jedes Training *besser [oder: Ziel***]* macht … … und deswegen nutze ich jedes Training, um an meiner Form zu feilen … …

… … Ich bin fest davon überzeugt, dass mich jedes Training *besser [oder: Ziel***]* macht … … und deswegen bleibe ich auch dran und gebe alles … …

… … Ich werde mit jedem Tag *besser [oder: Ziel***]* … … Ich bin bereits *besser [oder: Ziel***]* … …

Somatische Ausrichtung (Körpersuggestion)

… … Mein Körper verarbeitet alle Trainingsreize optimal und stellt mir größtmögliche Leistungsfähigkeit bereit … … und deshalb kann und werde ich auch härter trainieren … …

… … Mein Körper verarbeitet alle Trainingsreize optimal und stellt mir größtmögliche Leistungsfähigkeit bereit … … und deshalb erhole ich mich nach jedem Training schnell und vollständig … …

… … Mein Körper verarbeitet alle Trainingsreize optimal und stellt mir größtmögliche Leistungsfähigkeit bereit … … und deshalb werde ich auch mit stetigen Steigerungen meiner Leistungen belohnt … …

… … Mein Körper verarbeitet alle Trainingsreize optimal und stellt mir größtmögliche Leistungsfähigkeit bereit … … und deshalb erreiche ich auch jedes Ziel … …

… … Ich werde mit jedem Tag *besser [oder: Ziel***]* … … Ich bin bereits *besser [oder: Ziel***]* … …

Emotionale Ausrichtung (Gefühlssuggestion)

… … Jede erkennbare Leistungssteigerung macht mich zufrieden und treibt mich weiter an … … und für diesen Erfolg lohnt sich jede Trainingseinheit … …

… … Jede erkennbare Leistungssteigerung macht mich zufrieden und treibt mich weiter an … … und für diesen Erfolg belieb ich dran und leiste immer mehr … …

… … Jede erkennbare Leistungssteigerung macht mich zufrieden und treibt mich weiter an … … und für diesen Erfolg gebe ich immer wieder alles … …

… … Jede erkennbare Leistungssteigerung macht mich zufrieden und treibt mich weiter an … … und für diesen Erfolg lohnt es sich, immer das Ziel im Auge zu behalten … …

… … Ich werde mit jedem Tag *besser [oder: Ziel***]* … … Ich bin bereits *besser [oder: Ziel***]* … …

Verhaltensausrichtung

… … Ich hänge mich im Training voll rein und arbeite immer wieder konzentriert an meiner Form … … denn damit steigere ich meine Leistung am schnellsten … …

...... Ich hänge mich im Training voll rein und arbeite immer wieder konzentriert an meiner Form ...
... denn damit werde ich mit jedem einzelnen Training besser ......
...... Ich hänge mich im Training voll rein und arbeite immer wieder konzentriert an meiner Form ...
... denn damit überwinde ich jede Hürde und jedes Tief im Training absolut leicht ......
...... Ich hänge mich im Training voll rein und arbeite immer wieder konzentriert an meiner Form ...
... denn damit erreiche ich mein Ziel, damit werde ich besser ......
...... Ich werde mit jedem Tag *besser [oder: Ziel***]* ...... Ich bin bereits *besser [oder: Ziel***]* ......

Festigung

...... Ich bin *ein/e gute/r Sportler/in [oder: Sportler**]* und ich werde täglich *besser [oder: Ziel***]* ...... und jede erkennbare Leistungssteigerung motiviert und beflügelt mich ......
...... Ich bin *ein/e gute/r Sportler/in [oder: Sportler**]* und ich werde täglich *besser [oder: Ziel***]* ...... und immer wieder treibt mich die Freude am Fortschritt und am Wettbewerb an ......
...... Ich bin *ein/e gute/r Sportler/in [oder: Sportler**]* und ich werde täglich *besser [oder: Ziel***]* ...... denn dieser Sport ist meine Welt ...... Das bin ich ...... Ich bin *Sportler/in [oder: Sportler**]* ...... *Ich bin motivierte/r Sportler/in [oder: Sportler**] und steigere mich täglich* ...... Ich bin motiviert und trainiere gerne ...
... Ich bin hoch motiviert und ich trainiere wirklich gerne ...... und ich steigere mich ...... Ich erreiche meine Ziele ...... Ich erreiche alle meine sportlichen Ziele ......

Textbausteine (Begriffe) für die insistierende Suggestion

In dieser Liste finden Sie Bausteine (Begriffe), um den Text der insistierenden Suggestionshypnose abzuändern und verschiedenen Sportarten anzupassen. Wählen Sie in der Spalte „Sportart*" den Sport Ihres Klienten aus und ergänzen Sie den Begriff im Text an den markierten Stellen. Fügen Sie passend dazu jeweils an den entsprechenden Textstellen den zugehörigen Begriff aus der Spalte „Ziel**" ein.

Sportart*	*Sportler***	*Ziel****
Laufen	Sprinter	explosiver und schneller
Laufen	Läufer (bis 20 km)	schneller und härter
Laufen	Halbmarathon	schneller und ausdauernder
Laufen	Marathon	schneller und ausdauernder
Schwimmen	Schwimmer	schneller im Wasser
Radfahren	Rennfahrer	schneller im Wind
Radfahren	Zeitfahrer	härter und schneller
Radfahren	Mountainbiker	agiler und schneller
Triathlon	Triathlet (Sprintdistanz)	spitziger und schneller
Triathlon	Triathlet (Olympische Distanz)	schneller auf der Strecke und flinker beim Wechsel
Triathlon	Triathlet (Mitteldistanz)	zäher und schneller
Triathlon	Ironman (Langdistanz)	zäher und ausdauernder

Sportart*	*Sportler***	*Ziel****
Fußball	*Stürmer*	*schneller und kämpferischer*
Fußball	*Torwart*	*eine unüberwindbare Mauer*
Fußball	*Abwehrspieler*	*der Alptraum meiner Gegner*
Fußball	*Kapitän*	*souveräner und erfahrener*
Volleyball	*Volleyballer*	*härter am Netz*
Gewichtheben	*Gewichtheber*	*stärker*
Bodybuilding	*Bodybuilder*	*massiger und athletischer*
Bogenschütze	*Bogenschütze*	*präziser und ruhiger*
Schießen	*Schütze*	*präziser und ruhiger*
Duathlon	*Powerman*	*härter und fokussierter*
Biathlon	*Biathlet*	*ausdauernder und präziser*
Boxen	*Kämpfer*	*flinker und genauer*
Skilanglauf	*Langläufer*	*ausdauernder*
Golf	*Golfer*	*präziser und erfolgreicher*
Zumba	*Sportler/in*	*fitter und sportlicher*
Tennis	*Tennisspieler*	*schneller und geschickter*
Crosslauf	*Crossläufer*	*härter und schneller*

Hauptteil 2: Täglich besser
Versteckte Instruktion

Die versteckte Instruktion ist eine besondere Form der direkten Suggestion, die als solche nicht wahrgenommen wird. Tatsächlich wird sie eher als Angebot des Nachdenkens erlebt. Direkte Suggestionen (Du fühlst dich wohl) können leicht abgelehnt werden. Werden sie als Möglichkeit angeboten, am besten kombiniert mit einem Konjunktiv, dann handelt es sich aus Sicht des Verstandes des Zuhörers um ein theoretisches Gedankenspiel (Was wäre wenn). Es geht also immer darum, zu behaupten, dass der Klient etwas Bestimmtes denken, fühlen oder tun würde, wenn eine andere Bedingung gegeben wäre (Wenn du keine Angst hättest, würdest du wohl ...). Die auf die Bedingung folgende versteckte Suggestion muss so formuliert werden, dass sie für sich genommen eine direkte Suggestion ist, also immer in Form einer direkten Aufforderung. Die im Text schräg gedruckten Sätze sind die versteckten (direkten) Suggestionen. Betonen Sie diese bitte etwas stärker!

Einleitung des Besonderen

... ... *Ich bin fest entschlossen und ich gebe alles dafür, in meinem Sport besser zu werden* ... *[oder: schneller, stärker, härter, erfolgreicher, präziser etc.]* ... ... Es ist mein fester Wille, meine feste Absicht, denn ... ... *Ich weiß, dass ich besser werden kann* ... ... Ich treibe bereits Sport und ich habe erlebt, wie das ist, nach einiger Zeit des Trainings festzustellen ... ... *Ich werde besser* ... *[oder: schneller, stärker, härter, erfolgreicher, präziser etc.]* ... ... und heute nutze ich die Trance, um mein enormes Leistungspotenzial auszuschöpfen ... ... um meine Leistungsfähigkeit und meine Optimierungsfähigkeit zu aktivieren ... ... Und wenn ich im Training spüre, dass die Hypnose ihre Wirkung entfaltet, weiß ich dann auch ... ... *Diese Hypnose steigert tatsächlich meine Leistungsfähigkeit* ... ... Wenn ich mir vorstelle, dass ich mich schneller steigere als zuvor, dann kann ich sogar im Nachhinein behaupten ... ...*Diese Hypnose ist entscheidend für meinen Leistungszuwachs* ... ... Diese Hypnose macht mich zu einem leistungsfähigeren Sportler ... ... und ich bin wirklich schon gespannt darauf, wann ich die Wirkung der Hypnose zum ersten Mal spüre ... ... wann ich erkenne ... ... *Ja, ich steigere mich* ... ... *Ja, ich werde immer besser* ... [oder: schneller, stärker, härter, erfolgreicher, präziser etc.] ... ...

Loslassen des Störenden/Neutralisation
... ... In der letzten Zeit befand sich meine Leistung auf einem Plateau ... ... Zu solchen Leistungsplateaus gibt es verschiedene Einschätzungen ... ... Manche Trainer und ... ... *Sportler sagen* ... ... *Ein Leistungsplateau ist ein Sprungbrett zur nächst höheren Leistungsebene* ... ... Das ist für den Betroffenen oft nicht so leicht zu erkennen ... ...
... ... Doch mit etwas Geduld erlebt dann der betroffene Sportler einen Durchbruch und erkennt ... ... *Dieses Sprungbrett existiert tatsächlich in mir* ... ... und weil die Leistungssteigerung messbar ist, erkennt er dann auch ... ... *Ja, ich habe das Sprungbrett bereits genutzt, um die nächste Leistungsstufe zu erreichen* ... ... Sobald das bei mir so sein wird, weiß auch ich und kann es verkünden ... ... *Ich steigere mich immer wieder* ... ... oder ... ... *Dieses Sprungbrett nutze ich immer wieder* ... ... Nun bin ich gespannt, wie schnell das bei mir geht ... ... Nun bin ich voller Spannung und Erwartung und freue mich auf die nächste

Trainingseinheit ... ... Trainieren ist so wie diese Hypnose erleben ... ... Ich ziehe diese Hypnose jetzt durch ... ... *Nichts kann mich bremsen ... ... Nichts kann mich aufhalten ... ... Ich entscheide, diese Hypnose anzunehmen ... ...* So entscheide ich auch über Sport und Training, denn ... ... *nur ich entscheide ... ...*

Aufbau des Neuen
... ... Ich kenne die Redensarten erfolgreicher Sportler ... ... zum Beispiel ... ... *No limits – Es gibt keine Grenzen ... ...* oder ... ... *Eine Steigerung ist immer möglich ... ... Das mag stimmen ... ... Sport schreibt viele Erfolgsgeschichten ... ...* Wer das selbst erlebt hat, wird sogar zu Recht sagen ... ... *Sport schreibt meine Erfolgsgeschichte ... ...* Sport hat auch Pflichten ... ... *Ich kenne meine Pflicht ... ... Besser zu werden ... ...* gehört sicherlich nicht dazu, doch was mancher als Pflicht erlebt ... ... *Das ist ganz leicht ... ...* für einen anderen ... ...
... ... Die einen behaupten ... ... *Hypnose hilft, das volle Potenzial auszuschöpfen ... ...* Wenn das stimmt, dann ist es wohl so, dass ... ... *diese Hypnose hilft, mein Potenzial zu aktivieren ... ...* zumindest ist das ... *die Konsequenz daraus ... ... Ist Leistungssteigerung ... ...* eine erwünschte Folge ... ... *Besonderer Fleiß und Leidenschaft im Training ... ...* wäre ein notwendiger Schritt ... ... und ich bin gespannt, wie und wann und wo ich das alles demnächst spüren und erleben werde ... ... Ich werde es an meiner Leistung im Sport erkennen, die steigen wird ... ... Doch jetzt darf ich ausruhen ... ... Hier und heute brauche ich noch nichts zu leisten ... ... In Trance geschieht vieles ganz unbemerkt und plötzlich wird klar ... ... *Der Erfolg stellt sich automatisch ein ... ...* und ebenso klar ... ... *Es funktioniert ... ...*

Stabilisierung und Erfolg des Neuen

… … Ich höre Worte, die genau wie meine eignen Gedanken sind … … Wenn ich entscheiden soll, was mit den gehörten Worten jetzt geschieht, dann ist es wohl am besten, zu sagen … … *Die gehörten Worte sollen erfolgreich wirken* … … *und wie sie helfen* … … ist unwichtig … … Sie helfen einfach, wie ein gutes Training … … *Ich erreiche meine Ziele* … … wenn die Hypnose wirkt … … Das ist genug … …

… … Jetzt muss ich nichts Besonderes tun … … *Ich muss die Suggestionen nur zulassen* … … und das ist einfach … … Ich habe mich entspannt und ich habe den Weg in die tiefe Trance gefunden … … *Darauf kommt es an* … … Mehr musste ich wirklich nicht tun … … nur ausruhen und nur zulassen … …

… … Sobald ich die Wirkung dieser Hypnose im wachen Zustand spüre, weiß ich sicher … … *Ich kann meine Leistung immer weiter steigern* … … und … … *No limits – Es gibt wirklich keine Grenzen* … … denn dann hat sich die Wirkung bereits voll entfaltet und … … *meine Leistung wächst und wächst* … … Das könnte morgen schon so sein oder übermorgen … … oder … … *ich werde an jedem einzelnen Trainingstag besser* … …

… … Und wenn ich diesen Erfolg selbst erlebt habe, mache ich gerne auch anderen Mut, die Unterstützung mit Hypnose suchen und sage … … *Klare Suggestionen wirken am besten* … … vor allem dann, wenn sie sich so normal anhören … … Vielleicht sage ich auch … … *Hypnose steigert die sportliche Leistungsfähigkeit* … … weil ich durch Hypnose einfach stärker bin … … Dann können auch andere diesen Weg gehen und sagen … … *Die Leistung steigert sich tatsächlich* … … so wie bei mir … … genau so wie bei mir … …

Hauptteil 3: Auf die Einstellung kommt es an
Direkte Suggestion

Direkte Suggestionen können leicht abgelehnt werden. Doch sie können auch hochwirksam sein, wenn sie richtig eingebettet werden. Es kommt darauf an, Bedingungen zu schaffen, die dazu führen, dass die Suggestionen bereitwillig angenommen werden. Hierfür ist vor allem der erste Abschnitt des Hauptteiles wichtig. Außerdem kommt es auf die Betonung der direkten Suggestionen an, denn diese werden durch analoges Markieren mit zusätzlichen Informationen aufgeladen. Lesen Sie einfach mit „normaler" Betonung und heben Sie die kursiv gedruckten Wörter durch kurze Pausen davor und danach und etwas deutlichere Betonung hervor. Ganz wenig genügt, bitte nicht übertreiben! Hypnosen mit direkten Suggestionen verwende ich bevorzugt als Folgesitzung nach einer „versteckten Instruktion". Dann können die vorher versteckten Suggestionen als direkte Suggestionen angeboten werden. Alle Texte des Buches können unabhängig voneinander benutzt werden. Probieren Sie den folgenden jedoch am besten als Folgesitzung nach Hauptteil 2! Vergleichen Sie die Suggestionen!

Einleitung des Besonderen
… … Ich bin hier, weil meine sportlichen Leistungen so schnell wie möglich und so stark wie möglich besser werden sollen… … Ich weiß, dass ich mich steigern kann, denn ich habe mich schon oft gesteigert … … Auf die richtige *Einstellung* kommt es an … … Deutliche Gedanken-Suggestionen, die irgendwie vertraut und damit sehr gut klingen, wirken immer am stärksten … [versteckte Erinnerung an

die vorherige Sitzung mit versteckten Instruktionen] ... Das sind die wirklich besten Suggestionen ... ...
[versteckte Instruktion zu den folgenden Suggestionen] ... ...

... *Ich weiß* ... dass ich besser werden kann und ... *Ich werde besser* ... *[5-10 Sekunden Pause]* ...
... *Diese Hypnose ist* ... entscheidend für meinen ... *Leistungszuwachs* ... *[5-10 Sekunden Pause]* ...
... *Diese Hypnose macht* ... mich zu einem leistungsfähigeren ... *Sportler* ... *[5-10 Sekunden Pause]* ...
... *Ja* ... ich steigere ... *mich* ... *[5-10 Sekunden Pause]* ...
... Ja, ich werde ... *immer besser* ... *[Jetzt bitte ca. 30 Sekunden Pause]* ...

... *Ich weiß* ... dass ich besser werden kann und ... *Ich werde besser* ... *[5-10 Sekunden Pause]* ...
... *Diese Hypnose ist* ... entscheidend für meinen ... *Leistungszuwachs* ... *[5-10 Sekunden Pause]* ...
... *Diese Hypnose macht* ... mich zu einem leistungsfähigeren ... *Sportler* ... *[5-10 Sekunden Pause]* ...
... *Ja* ... ich steigere ... *mich* ... *[5-10 Sekunden Pause]* ...
... Ja, ich werde ... *immer besser* ... *[Jetzt bitte ca. 30 Sekunden Pause]* ...

Loslassen des Störenden/Neutralisation

... *Dies ist ein Sprungbrett* ... zur nächst höheren Leistungsebene ... *[5-10 Sekunden Pause]* ...
... Dieses Sprungbrett nutze ich jetzt ... *und steigere mich* ... *[5-10 Sekunden Pause]* ...
... Nichts kann mich bremsen ... *[5-10 Sekunden Pause]* ...
... Nichts kann mich aufhalten ... *[5-10 Sekunden Pause]* ...

... *Ich entscheide* ... diese Hypnose anzunehmen ... *[5-10 Sekunden Pause]* ...

... Nur ich entscheide ... *[Jetzt bitte ca. 30 Sekunden Pause]* ...

... *Dies ist ein Sprungbrett* ... zur nächst höheren Leistungsebene ... *[5-10 Sekunden Pause]* ...

... Dieses Sprungbrett nutze ich jetzt ... *und steigere mich* ... *[5-10 Sekunden Pause]* ...

... Nichts kann mich bremsen ... *[5-10 Sekunden Pause]* ...

... Nichts kann mich aufhalten ... *[5-10 Sekunden Pause]* ...

... *Ich entscheide* ... diese Hypnose anzunehmen ... *[5-10 Sekunden Pause]* ...

... Nur ich entscheide ... *[Jetzt bitte ca. 30 Sekunden Pause]* ...

Aufbau des Neuen

... No limits – Es gibt keine Grenzen ... *[5-10 Sekunden Pause]* ...

... Eine Steigerung ist immer möglich ... *[5-10 Sekunden Pause]* ...

... Sport schreibt viele Erfolgsgeschichten ... *[5-10 Sekunden Pause]* ...

... Sport schreibt meine Erfolgsgeschichte ... *[5-10 Sekunden Pause]* ...

... Hypnose hilft, das volle Potenzial auszuschöpfen ... *[5-10 Sekunden Pause]* ...

... diese Hypnose hilft, mein Potenzial zu aktivieren ... *[Jetzt bitte ca. 30 Sekunden Pause]* ...

... No limits – Es gibt keine Grenzen ... *[5-10 Sekunden Pause]* ...

... Eine Steigerung ist immer möglich ... *[5-10 Sekunden Pause]* ...

... Sport schreibt viele Erfolgsgeschichten ... *[5-10 Sekunden Pause]* ...

... Sport schreibt meine Erfolgsgeschichte ... *[5-10 Sekunden Pause]* ...

... Hypnose hilft, das volle Potenzial auszuschöpfen ... *[5-10 Sekunden Pause]* ...

... diese Hypnose hilft, mein Potenzial zu aktivieren ... *[Jetzt bitte ca. 30 Sekunden Pause]* ...

Stabilisierung und Erfolg des Neuen

... *Die gehörten Worte* ... wirken erfolgreich ... *[5-10 Sekunden Pause]* ...

... Ich ... *erreiche meine Ziele* ... Darauf kommt es an ... *[5-10 Sekunden Pause]* ...

... *Ich kann* ... meine Leistung immer weiter steigern ... *[5-10 Sekunden Pause]* ...

... *Ich werde* ... an jedem einzelnen Trainingstag ... *besser* ... *[5-10 Sekunden Pause]* ...

... Diese Hypnose steigert die ... *sportliche Leistungsfähigkeit* ... *[5-10 Sekunden Pause]* ...

... Es ... *funktioniert* ... *[Jetzt bitte ca. 30 Sekunden Pause]* ...

... *Die gehörten Worte* ... wirken erfolgreich ... *[5-10 Sekunden Pause]* ...

... Ich ... *erreiche meine Ziele* ... Darauf kommt es an ... *[5-10 Sekunden Pause]* ...

... *Ich kann* ... meine Leistung immer weiter steigern ... *[5-10 Sekunden Pause]* ...

... *Ich werde* ... an jedem einzelnen Trainingstag ... *besser* ... *[5-10 Sekunden Pause]* ...

... Diese Hypnose steigert die ... *sportliche Leistungsfähigkeit* ... *[5-10 Sekunden Pause]* ...

... Es ... *funktioniert* ... *[Jetzt bitte ca. 30 Sekunden Pause]* ...

Hauptteil 4: Optimales Training

Intentionale Suggestion

Die intentionale Suggestion ist eine Technik, die im Prinzip eine Umkehrung der insistierenden Suggestion darstellt. Während bei der insistierenden Form eine Suggestion mehrmals wiederholt und durch verschiedene Ergänzungen begründet und verstärkt wird, verwenden wir hier unterschiedliche Suggestionen, denen eine formulierte Absicht folgt, die in ihrer Formulierung gleich bleibt. So wird aus verschiedenen Aspekten, die der Klient gut annehmen kann, immer wieder die gleiche Schlussfolgerung (intentionale Suggestion oder Zielsuggestion,) gezogen. Auch diese Technik ist eine für Gruppenhypnosen sehr geeignete Variante.

Zielformulierung und Willensstärkung

… … Ich konzentriere mich auf meinen Sport und auf mein Training … … denn so gelingt es mir am schnellsten, mich deutlich zu steigern und mein nächstes Ziel zu erreichen … …

… … Ich bin fest entschlossen, hierzu alle helfenden Suggestionen wirken zu lassen … … denn so gelingt es mir am schnellsten, mich deutlich zu steigern und mein nächstes Ziel zu erreichen … …

… … Ich bin bereit dazu, neue Leitgedanken tief in meinem Inneren zu etablieren … … denn so gelingt es mir am schnellsten, mich deutlich zu steigern und mein nächstes Ziel zu erreichen … …

… … Ich nutze diese Trance wie ein optimales Training … … denn so gelingt es mir am schnellsten, mich deutlich zu steigern und mein nächstes Ziel zu erreichen … …

Gedankenausrichtung

...... Ich weiß, dass optimales Training unerlässlich ist ...... und mit diesem sportlichen Gedanken steigere ich meine Motivation und ich werde besser in meinem Sport ......

...... Ich weiß, dass optimales Training meine Leistung steigert ...... und mit diesem sportlichen Gedanken steigere ich meine Motivation und ich werde besser in meinem Sport ......

...... Ich weiß, dass ich optimal trainieren kann ...... und mit diesem sportlichen Gedanken steigere ich meine Motivation und ich werde besser in meinem Sport ......

...... Ich weiß, dass zu optimalem Training auch wirksame Pausen gehören ...... und mit diesem sportlichen Gedanken steigere ich meine Motivation und ich werde besser in meinem Sport ......

...... Ich steigere meine Leistungsfähigkeit täglich ...... Ich werde wirklich täglich besser ......

Somatische Ausrichtung (Körpersuggestion)

...... Mein Körper setzt jeden Trainingsreiz optimal für mich um ...... und deshalb spüre ich auch, dass mein Körper leistungsfähiger und leistungsbereiter wird ......

...... Ich kann die Leistungsfähigkeit meines Körpers auch jetzt, in der Pause, spüren ...... und deshalb spüre ich auch, dass mein Körper leistungsfähiger und leistungsbereiter wird ......

...... Mein Körper stellt mir immer wieder seine Leistungsfähigkeit zur Verfügung ...... und deshalb spüre ich auch, dass mein Körper leistungsfähiger und leistungsbereiter wird ......

...... Jede Zelle meines Körpers steigert ihre Leistung, weil ich es so will und weil ich optimal trainiere ...... und deshalb spüre ich auch, dass mein Körper leistungsfähiger und leistungsbereiter wird .... Ich steigere meine Leistungsfähigkeit täglich ...... Ich werde wirklich täglich besser ......

Emotionale Ausrichtung

...... Training macht Spaß, auch und gerade, wenn es hart und anstrengend ist ...... und deswegen freue ich mich auf jedes Training und hänge mich voll rein ......
...... Ich kann schon im Training jede Leistungssteigerung spüren ...... und deswegen freue ich mich auf jedes Training und hänge mich voll rein ......
...... Ich freue mich schon jetzt auf das nächste Training und das Gefühl der Leistungssteigerung, das ich dann erlebe ...... und deswegen freue ich mich auf jedes Training und hänge mich voll rein ......
...... Mit jedem Training erlebe ich diese Gefühl von Fortschritt und Steigerung ...... und deswegen freue ich mich auf jedes Training und hänge mich voll rein ......
...... Ich steigere meine Leistungsfähigkeit täglich ...... Ich werde wirklich täglich besser ......

Verhaltensausrichtung

...... Dran zu bleiben, auch wenn es schwer wird, ist für mich eine willkommene Herausforderung ...
... Ich sage täglich *Ja* zu meinem Training und ich sage täglich *Ja, ich steigere mich* ......

… … Rückschläge motivieren mich umso mehr, weiter zu trainieren … … Ich sage täglich *Ja* zu meinem Training und ich sage täglich *Ja, ich steigere mich* … …

… … Stagnation ist wie ein Sprungbrett für den nächsten Leistungsschritt, auf den ich mich freue … … Ich sage täglich *Ja* zu meinem Training und ich sage täglich *Ja, ich steigere mich* … …

… … Nichts und niemand kann meinen Fortschritt aufhalten, ich werde besser von Tag zu Tag … … Ich sage täglich *Ja* zu meinem Training und ich sage täglich *Ja, ich steigere mich* … …

… … Ich steigere meine Leistungsfähigkeit täglich … … Ich werde wirklich täglich besser … …

Festigung

… … Die gesagten Worte wirken immer tiefer und tiefer … … und deshalb beginnt jetzt schon eine besondere Leistungssteigerung, in genau diesem Augenblick … …

… … Ich weiß, dass jede Leistungssteigerung im Kopf beginnt … … und deshalb beginnt jetzt schon eine besondere Leistungssteigerung, in genau diesem Augenblick … …

… … Ich liebe meinen Sport und ich liebe es, regelmäßig und hart zu trainieren … … und deshalb steigere ich mich immer weiter und erreiche schon bald mein nächstes Ziel … …

… … Ich trainiere gerne … … Ich bin erfolgreich … … Meine Leistungsfähigkeit steigert sich täglich … … Ich werde immer besser in meinem Sport … … Ich kann alles erreichen, was ich mir jetzt schon vorstellen kann … … Ich bin *ein/e Sportler/in* … … Ich bin *ein/e echte/r Sportler/in* … …

Hauptteil 5: Ich steigere mich mit jedem Tag
Steigerungssuggestion

Der folgende Hypnosetext gehört zu den klassischen Hypnosen, die im Hauptteil (Anwendungsteil, Therapieteil) vor allem mit direkten Suggestionen arbeiten. Diese werden nach einem strukturierten Aufbau und einer speziellen Form angeboten. Wichtige Suggestionen werden hierbei über drei Stufen hinweg gesteigert, also dreimal präsentiert, wobei die Ausdruckskraft der Formulierungen gesteigert wird (nach dem Prinzip gut/besser/am besten). Im Text sind die Steigerungen mit Ziffern (1, 2, 3) für erste, zweite und dritte Präsentation der gesteigerten Suggestion gekennzeichnet, damit der Aufbau von den technikinteressierten Hypnotiseuren nachvollzogen werden kann.

Zielformulierung und Willensstärkung

... ... Ich bin *Sportler/in* und *Sportler/innen* haben Ziele ... ... Mein Ziel ist die Verbesserung meiner Leistungsfähigkeit ... ... Ich will mich deutlich steigern ... ... *[oder konkret: ... Ich will unter 4 Minuten laufen, Ich will mehr als 40 km/h fahren, Ich will mehr als 12 Meter stoßen etc.]* ... ... und um dieses Ziel zu erreichen, lasse ich mich ganz und gar auf diese Trance ein ... ... (1) Ich bin mir darüber im Klaren, dass es im Sport darauf ankommt, immer wieder neue Kraft zu aktivieren ... ... und ich weiß auch, dass ich neue Kraft in der Tiefe dieser Trance finden kann ... ... (2) Ich nehme also die deutlichen Worte dieser helfenden Trance an, denn so erreiche ich mein Ziel auch wirklich ... ... (3) Ich bin bereits in Trance ... ... In bin also bereits auf dem Weg der Optimierung ... ... Ich bin also bereits auf dem Weg der Leistungssteigerung ... ... Diese Trance ist mein Mentaltraining ... ... Ich trainiere und aktiviere meine innere Kraft ... ... (1) Ich will und ich werde damit erfolgreich sein ... ... (2) Ich bin fest entschlossen, erfolgreicher und besser zu sein, als ich es selbst jemals war ... ... (3) Ich finde heute schon die Kraft und das Potenzial in mir, um mich jeden Tag zu steigern ... ... um jeden Tag besser zu werden ... ... *[oder konkret: ... um endlich unter 4 Minuten laufen, um wirklich mehr als 40 km/h fahren, um tatsächlich 12 Meter zu stoßen etc.]* ... ...

Kompetenzstärkung
... ... Ich kenne meine bisherigen sportlichen Erfolge genau ... ... Ich weiß, wie weit ich meine Leistung in den letzten *Wochen / Monaten / Jahren* steigern konnte ... ... Viele Ziele habe ich erreicht ... ... Viele Herausforderungen habe ich angenommen und Erfolg gehabt ... ... (1) Auch in anderen Bereichen meines Lebens, außerhalb des Sportes, konnte und kann ich Ziele erreichen und immer wieder erfolgreich sein ... ... (2) Und heute spüre ich das deutlicher als je zuvor ... ... In dieser Trance spüre ich mein enormes Potenzial, das ich heute und in jedem kommenden Training nutze ... ... Ich kann das ... ... *[oder konkret: ... Ich kann und werde unter 4 Minuten laufen, Ich kann und werde mehr als 40 km/h fahren, Ich kann und werde mehr als 12 Meter stoßen etc.]* ... ... (3) Jetzt, in genau diesem Augenblick, spüre ich, dass ich es kann ... ... und mehr als alles andere ist mir bewusst, dass mein Ziel erreichbar ist ... ... dass ich mein Ziel wirklich erreiche ... ... Ich erreiche mein Ziel und jedes Ziel mit innerer Kraft, die ich jetzt aktiviere ... ... (1) Ich schaffe das ... ... *[oder konkret: ... Ich kann und werde unter 4 Minuten laufen, Ich

kann und werde mehr als 40 km/h fahren, Ich kann und werde mehr als 12 Meter stoßen etc.] ... ... (2) Ich schaffe das wirklich, denn ich will es mehr als alles andere ... ... (3) Ja, ich bin mir ganz sicher, dass ich dieses Ziel und jedes weitere Ziel in meinem Sport wirklich erreiche ... ... denn ich bin wirklich dazu bereit ... ... und ich aktiviere jetzt all meine innere Kraft ... ... Ich aktiviere mein ganzes inneres Potenzial jetzt ... ...

Zielfokussierung und Motivation
... ... Ich fokussiere mein Ziel, denn mein Ziel zu erreichen, ist das Wichtigste ... ... Meine bisherigen Erfolge und jeder einzelne Fortschritt motivieren mich ... ... (1) Ich habe bereits ... ... *[Erfolge des Klienten nennen ... einen Minutenschnitt von 4:15 erreicht; 38,5 km/h auf meiner Hausstrecke geschafft; 11,70 Meter gestoßen]* ... ... und deswegen schaffe ich noch mehr ... ... (2) Deswegen freue ich mich darauf, alles zu geben und weiter zu trainieren für mein nächstes Ziel ... ... und ich erreiche dieses Ziel ... ... *[oder konkret: ... Ich kann und werde unter 4 Minuten laufen, Ich kann und werde mehr als 40 km/h fahren, Ich kann und werde mehr als 12 Meter stoßen etc.]* ... ... (3) Ich bin fest entschlossen und nichts und niemand kann sich mir in den Weg stellen ... ... Ich überwinde jede Hürde und nehme die Herausforderung wirklich an ... ... denn ich bin stark und ich bin fest entschlossen ... ... Ich schaffe das ... ... Ich erreiche mein Ziel ... ... Ja, ich erreiche mein Ziel ... ... *[oder konkret: ... Ich kann und werde unter 4 Minuten laufen, Ich kann und werde mehr als 40 km/h fahren, Ich kann und werde mehr als 12 Meter stoßen etc.]* ... ... (1) Ich war bereits erfolgreich und ich bin wieder erfolgreich ... ... (2) Im Sport kann ich sogar ganz besonders erfolgreich

sein … … denn Sport ist meine Welt … … Ja, Sport ist meine Welt … … (3) Ich weiß, dass ich erfolgreich bin und immer wieder sein werde … … Ich sehe meinen Erfolg vor meinem inneren Auge … … *[oder konkret: … Ich kann und werde unter 4 Minuten laufen, Ich kann und werde mehr als 40 km/h fahren, Ich kann und werde mehr als 12 Meter stoßen etc.]* … …

Anerkennung
… … Ich lasse vor meinem inneren Auge noch einmal meine bisherigen Erfolge, meine bisherigen Leistungszuwächse und Fortschritte ablaufen … … Ich schaue mir meine Erfolge an … … *[ca. 15 Sekunden schweigen]* … … (1) Ich bin stolz auf jeden Fortschritt, den ich je erlebt habe … … (2) Ich bin stolz auf diesen neuen Erfolg … … auf den Erfolg dieser Trance, die mir hilft, immer besser zu werden … … (3) Ich weiß, dass ich mein Ziel erreiche und ich bin jetzt schon stolz darauf … … und ich freue mich darauf, jedes sportliche Ziel zu erreichen … …

Festigung und Ausblick
… … Ich mache jeden Gedanken zu einem Erfolgsgedanken … … (1) Ich visualisiere täglich meine Ziele und das Erreichen dieser Ziele … … (2) Jedes Training motiviert mich, alles zu geben, um mein Ziel so schnell wie möglich zu erreichen … … (3) Ich erreiche mein Ziel ganz sicher … … *[oder konkret: … Ich kann und werde unter 4 Minuten laufen, Ich kann und werde mehr als 40 km/h fahren, Ich kann und werde mehr als 12 Meter stoßen etc.]* … … Ich erreiche jedes Ziele … … Ja, ich erreiche jedes Ziel … …

Hauptteil 6: Ich besiege mich selbst
Kausale Suggestion

Kausa bedeutet Ursache bzw. Grund. Es geht also um Begründungen, die meist mit „weil" oder „denn" eingeleitet werden. Die suggestive Begründung von erwünschten Einstellungen, Denkweisen und daraus resultierenden Handlungen unterstreicht die Sinnhaftigkeit und Notwendigkeit der geplanten Veränderung. Kausale Suggestionen festigen also Entscheidungen und Standpunkte und werden daher am häufigsten für Motivationsaufbau und Stabilisierung eingesetzt.

Zielformulierung
… … Ich habe ein klares Ziel … … Ich will mein Training optimieren und maximal davon profitieren … … Ich bin dazu bereit, heute etwas dafür zu tun, mein Training zu intensivieren und die Wirkung meines Trainings auf meine körperliche und mentale Leistungsfähigkeit zu optimieren … … weil ich weiß, dass ich noch viel besser werden kann … … und weil ich weiß, dass ich noch viel mehr erreichen kann als bisher … … Ich bin mir sicher, dass es mir gelingt, noch viel besser zu werden … *[oder: …schneller / stärker / präziser / erfolgreicher / härter etc.]* … … weil ich weiß, dass diese Hypnose mir dabei hilft … … weil ich weiß, dass diese Trance mir hilft, neues Potenzial und neue Leistungsstufen in mir zu aktivieren … … Das gelingt mir mit dieser Trance … … weil ich diese helfenden Worte zu meinen Gedanken mache … … weil ich die Suggestionen der gesprochenen Worte gerne wirken lassen … … weil ich zulasse, dass die gesprochenen Worte mir helfen … … Jetzt … …

Gesundheitliche Vorteile

... ... Ich freue mich bereits auf das nächste Training ... ... weil ich mit intensivem Training meine Leistung auch steigern kann ... ... Ich weiß, dass ich mich noch sehr weit steigern kann ... ... weil ich spüre, dass mein Potenzial viel größer ist als meine bisherigen Leistungen ... ... weil ich weiß, dass ich mit jedem Leistungsfortschritt meinen Körper fitter und stärker mache... ... weil ich weiß, dass Sport und Training mich gesund halten ... ... und weil ich weiß, dass ich mit jedem Training etwas für meine sportliche Figur tue ... ... So erlebe ich jeden Tag neue Erfolge ... ... denn jeden Tag steigert sich meine Leistungsfähigkeit etwas und jeden Tag werde ich etwas besser ... ... und ich spüre diesen Fortschritt ... ... weil ich tatsächlich besser ... *[oder: ...schneller / stärker / präziser / erfolgreicher / härter etc.]* ... ... werde ... ... Ich freue mich jetzt schon auf das nächste Training ... ... Ich kann es kaum erwarten, schon bald wieder zum Training zu gehen und an meiner Form zu feilen ... ... Ich freue mich darauf, schon bald mein nächstes Ziel zu erreichen ... *[oder konkretes Ziel nennen: ... unter 5 Minuten pro km zu laufen, eine neue persönliche Bestzeit auf 100 Meter aufzustellen etc.]* ... ...

Emotionale Vorteile

... ... Jetzt darf ich die Ruhe und Entspannung genießen ... ... Zwischen zwei Trainingseinheiten darf ich immer Ruhe und Entspannung genießen ... ... Das ist auch gut so und es ist wichtig ... ... denn in der Ruhe kann alles richtig wirken ... ... In der Ruhe wirkt das Training auf den Körper ... ... In der Ruhe entfaltet sich der Fortschritt ... ... Und so entfaltet sich jetzt, in dieser Ruhe der Trance, mein enormes Potenzial ... ... Jetzt entfaltet sich das Potenzial, das ich bisher noch nicht genutzt hatte ... ... jetzt kann ich dieses Potenzial nutzen ... ... jetzt kann ich besser werden ... *[oder: ...schneller / stärker / präziser / erfolgreicher / härter etc.]* ... ... Mein Potenzial entfaltet sich jetzt, in der Ruhe der Trance ... ... Jetzt entfaltet sich mein Erfolg im Sport ... ... *[oder Sportart des Klienten nennen: Fußball, Laufen, Schwimmen, Boxen, Schießen etc.]* ... ... Ich liebe es, Sport zu treiben ... ... Ich liebe es, zu trainieren und ich liebe es, besser zu werden ... ... Und ich fühle mich jetzt schon gut, wenn ich mir die nächste Leistungsstufe vorstelle ... ... wenn ich an mein nächstes Training denke und mir vorstelle, dass ich eine neue Leistungsstufe schon erreicht habe ... ... Ich freue mich auf das nächste Training und ich bleibe dran ... ... weil ich durch intensives Training immer besser werde ... ... Ich freue mich auf das nächste Training und ich bleibe dran ... ... weil ich auf diesem Weg erfolgreich bin und erfolgreich bleibe ... ... Ich freue mich auf das nächste Training und ich bleibe dran ... ... weil ich wirklich glücklich bin, wenn ich Erfolg erlebe ... ...

Zielsetzung und Fokussierung

... ... Also nehme ich eine Herausforderung an ... ... Ich nehme die Herausforderung an, intensiver zu trainieren ... ... Es fällt mir sogar leicht, intensiver zu trainieren ... ... weil ich weiß, dass durch diese Trance neues Potenzial freigesetzt wird ... ... weil ich weiß, dass durch diese Trance ein Leistungszuwachs möglich wird, der alle Erwartungen übersteigt ... ... Ich werde besser ... *[oder: ...schneller / stärker / präziser / erfolgreicher / härter etc.]* ... ... weil ich genau weiß, dass ich mein eigener Maßstab bin, dass ich in jedem Training gegen mich selbst antrete, um mich selbst zu überflügeln ... ... um mich selbst zu besiegen ... ... und jedes intensive und erfolgreiche Training ist ein Sieg über mich selbst ... ... ein Sieg über den inneren Schweinehund und über die Grenzen in meinem Kopf ... ... Ich siege jeden Tag ... ... weil ich weiß, dass es in Wahrheit keine Grenzen gibt ... ... Es gibt keine Grenzen ... ... Mein Entschluss steht fest und mein Wille ist härter als je zuvor ... ... Ich trainiere intensiv und hart und ich erreiche jedes Ziel ... ... Ich trainiere wirklich regelmäßig und intensiv und erreiche jedes Ziel ... ... Ich bin fest entschlossen und ich freue mich auf jedes Training ... ... denn jedes einzelne Training ist ein Sieg ... ... Jedes Training ist ein Sieg ... ...

Zusammenfassung und Ausblick

... ... Ich bleibe dran ... ... Ich trainiere intensiv und erfolgreich ... ... und nichts und niemand hält mich davon ab ... ... weil Training für mich wie Siegen ist ... ... und weil ich auf jeden Fall besser werden will ... *[oder: ...schneller / stärker / präziser / erfolgreicher / härter etc.]* ... ... und auch besser werde ... *[oder: ...schneller / stärker / präziser / erfolgreicher / härter etc.]* ... ... Ich bleibe dran ... ... Ich besiege mich immer wieder selbst, indem ich meine Leistungen immer wieder toppe... ... weil ich das für mich so will ... ... weil ich das für mich tue ... ... weil ich es so will ... ... Ich bin *ein/e Sieger/in* ... ... Ich bin und ich bleibe *ein/e Sieger/in* ... ...

Hauptteil 7: Leidenschaft und Anerkennung
Spiegelsuggestion

Spiegelsuggestionen arbeiten mit klassischen Suggestionen, die jeweils in zwei Teilen formuliert werden. Zunächst (erste Satzhälfte) wird eine Zielsuggestion angeboten, also formuliert, was der Klient bedenken, deutlicher wahrnehmen oder versuchsweise tun soll. Dann folgt eine vermeintliche Schlussfolgerung oder Konsequenz (zweite Satzhälfte), die wie ein Spiegel zeigt, dass das eigene Handeln zu einer inneren oder äußeren Reaktion führen wird, die genauso hilfreich ist. Diese Reaktion wird klassisch formuliert und als Vorannahme einfach unterstellt. Der Therapeut formuliert und spricht diese Spiegelsuggestion wie eine Selbstverständlichkeit, die nicht infrage stehen kann (Wenn du das eine tust, wird automatisch das folgende passieren ...). Da die zweite Hälfte einfach als faktisch unterstellt wird, neigt der Klient unbewusst dazu, die erste Suggestion anzunehmen. Im folgenden Text sind die Suggestionen in der Ich-Form formuliert. Der Klient stellt sich damit vor allem in seiner bewussten und absichtlichen Zielsetzung und damit in seinem Selbstkonzept um. Die neue Haltung wirkt über das Selbstkonzept auf das Unterbewusstsein. Die Formulierungen und der Satzaufbau unterscheidet sich von der klassischen Suggestion in Du-Form. Bei Ich-Suggestionen sind vor allem konstruktive kausale Verbindungen und Vor(weg)annahmen von Bedeutung. Teilweise kommen auch Suggestionsregeln der klassischen Suggestionen zum Einsatz bzw. werden mit den Regeln der Ich-Suggestionen kombiniert. Hypnosen, die mit Ich-Suggestionen arbeiten, eignen sich sehr gut dazu, dem Klienten den Hypnosehauptteil als Live-Aufnahme mitzugeben, um ihn zu Hause mehrfach anzuhören.

Vorbereitung

... ... Sport ist meine Leidenschaft und ich genieße es, im Training ... *[ggf.: und im Wettkampf]* ... meine Leistungen zu bestätigen und zu steigern ... ... Leistungsfähigkeit beflügelt mich, macht mir Spaß ... ... Es ist ein Gefühl des Erfolges ... ... Ich bin stolz auf mich ... ... Ja, ich bin wirklich stolz auf mich und jeder Leistungsschritt, jede Steigerung, macht mich zufrieden ... ... Ich liebe meinen Sport und ich liebe es besser zu werden ... *[oder: schneller / ausdauernder / stärker / geschickter zu werden etc.]* ... ... Nichts beflügelt mich mehr als Fortschritt ... ... Nichts gibt mir mehr Zufriedenheit als das Erreichen meiner Ziele ... ... Ich liebe es, immer besser zu werden in meinem Sport ... ... Ich bin stolz und zufrieden, wenn ich meine Leistungen steigern kann und ich genieße die Anerkennung, die ich dafür bekomme ... ... Anerkennung anderer Menschen ... *[oder: anderer Sportler / meiner Mannschaftskameraden / der Zuschauer etc.]* ... ... Heute nutze ich die Trance, um einen weiteren Leistungsschritt zu fördern ... ... um so schnell wie möglich durch innere Kraft mein nächstes Leistungsziel zu erreichen ... ...

Selbstbegegnung und Selbstachtsamkeit

... ... Ich weiß, dass ich tief in mir ein großes Potenzial zur Steigerung meiner sportlichen Leistungen finden und aktivieren kann ... ... und mit diesem Blick nach innen öffnet sich mein Unterbewusstsein und aktiviert Potenzial und Kraft in mir ... ... in meinem Willen und in meiner Bereitschaft ... ...

... ... In meiner inneren Mitte liegt eine ungenutzte Kraft, die ich wie eine höhere Leistungsstufe aktivieren kann ... ... und mit dieser Aktivierung entstehen tief in mir Stolz und Kampfeslust, die mich weiter im Training antreiben ... ...

... ... Ich fokussiere mich in dieser Trance, in diesem besonderen Mentaltraining, ganz auf das Gefühl meiner inneren Mitte ... ... denn damit steht mir das in mir ruhende Potenzial auch zur Verfügung und wird jetzt aktiviert ... ...

Selbstannahme und Außenwirkung
... ... Ich bin stolz auf mein konsequentes Training und auf meine Form, die stetig besser wird, weil ich mich immer weiter steigere ... ... und meine Mitmenschen erkennen diese konstruktive Veränderung und genießen meine souveräne Ausstrahlung ... ...
... ... Ich stecke Niederlagen oder Rückschläge locker weg, weil ich weiß, dass ich schon beim nächsten Training wieder mehr Kraft ... *[oder: Ausdauer / Präzision / Tempo etc.]* ... abrufen kann ... ... und auch die anderen Sportler erkennen und bestätigen meine besondere Fähigkeiten anerkennend ... ...
... ... Ich respektiere und schätze meine Leistungsfähigkeit und meine konsequente Leistungssteigerung ... ... und ich freue mich über die positiven Rückmeldungen anderer Menschen ... *[oder: über die Anfeuerung der Zuschauer im Wettkampf / Spiel etc.]* ... die meine Leistungen würdigen ... *[oder: ich freue mich über meine sehr guten Wettkampfergebnisse]* ... ...

Verhaltensausrichtung und Außenwirkung
... ... Ich begegne anderen Sportlern ... *[oder: meinen Konkurrenten / Mitspielern / Teammitgliedern]* ... mit Respekt und Anerkennung ihrer Leistungen ... ... und diese Sportler begegnen mir mit Anerkennung und Würdigung meiner neuen und stärkeren Leistungen ... *[im Training / Wettkampf / Spiel etc.]* ... ...

… … Ich werde immer besser und lege die Erfolgslatte meiner Leistungen immer höher und erreiche sie immer wieder … … und mit jedem Erfolg spüre ich den Respekt und die Wertschätzung meiner Mitmenschen … *[oder: meiner Trainingspartner / Konkurrenten / Mitspieler / Mannschaft / Gegner]* … …

… … Ich bin erfolgreich und werde immer besser und mit Stolz und voller Selbstvertrauen präsentiere ich mich als starke Persönlichkeit im und außerhalb des Sportes … … und jeder, der mir begegnet, respektiert und schätzt meine Konsequenz und meine Leidenschaft für den Sport … …

Erfolg und Festigung

… … Ich bin mir sicher, dass ich immer wieder in mir selbst ungeahnte Kraft finde und neues Potenzial, das ich mit meinen Gedanken aktivieren kann … … und damit aktiviere ich auch immer wieder eine nächste, höhere Leistungsstufe und neuen sportlichen Erfolg … …

… … Ich bin mir auch sicher, dass ich mit meiner positiven und konstruktiven Art immer wieder meine Leistungen steigern kann und dass ich immer besser werde … … und meine neue Leistungsfähigkeit wird von meinen Mitmenschen … *[oder: meinen Konkurrenten / Mitspielern / Teammitgliedern etc.]* … mit Anerkennung und Respekt wahrgenommen und wertgeschätzt … …

… … Ich bin in meiner Einzigartigkeit und in meiner sportlichen Grundhaltung und in meiner Leidenschaft für den Sport ein leuchtendes Vorbild für andere Sportler … … und andere leidenschaftliche Sportler sind ein Vorbild für mich und für mein Training … …

Hauptteil 8: Jede Körperzelle hilft
Somato-emotionale Hypnose

Die folgende Hypnose arbeitet mit der Verbindung von Emotion und Körper. Da sich alle Gefühle, ebenso wie Gedanken, in körperlichen Reaktionen zeigen, manchmal deutlich, häufig auch sehr diskret, kann mit Hilfe von Fokussierung auf Körperwahrnehmungen und achtsamer Hinwendung zu den Signalen des Körpers an der Problemlösung gearbeitet werden. Der Klient soll seine tief liegenden Gefühle körperlich spüren können und damit auf Anzeichen der emotionalen Veränderung schneller reagieren können. Suggestive Techniken helfen dabei, über eine Beeinflussung der Körperempfindungen auch Emotionen zu verändern, denn nicht nur die Gefühle erzeugen Körperreaktionen, gezielter Körpereinsatz wirkt auch auf die Empfindungen. Freude erzeugt beispielsweise ein Lächeln, umgekehrt bewirkt ein absichtliches Lächeln auch eine tendenzielle Aufhellung der inneren Stimmung.

Zielformulierung und Vorbereitung
… … Ich lasse mich jetzt voll und ganz auf meine heutige Trance ein … … Ich stelle mich innerlich darauf ein, diese Trance als mein heutiges, optimales Mentaltraining zu nutzen … … denn ich habe ein Ziel … … Ich habe das Ziel der Leistungssteigerung … … Ich will und ich werde eine deutliche Steigerung meiner sportlichen Leistungen erleben, weil heute mein ganzes Potenzial aktiviert wird … … weil heute die in mir ruhende Fähigkeit zur Steigerung und zur Optimierung aktiviert wird … … in und durch diese Trance … … in und durch diese Hypnose … … Ich bin bereit … … Ich nutze heute die Verbin-

dung zwischen Körper und Geist ... ... Körperliche und mentale Leistungsfähigkeit sind gleichermaßen wichtig für Sportler ... ... und jetzt ist es wichtig, ein gutes Mentaltraining in Trance zu absolvieren ... ... denn damit steigere ich jetzt meine Leistungsfähigkeit ... ...

Somato-emotionale Veränderung
... ... Ich spüre meinen Körper jetzt deutlicher als im wachen Zustand ... ... In dieser Trance kann ich meinen Körper noch besser und noch intensiver spüren und ich kann meinem Körper jetzt helfen, leistungsfähiger zu werden ... ... weil jede Konzentration auf einen bestimmten Körperteil in Trance dazu führt, dass genau dieser Teil sich verändert ... ... mit meinen Gedanken ... ... mit meinen Zielsetzungen und mit meinen Vorstellungen der Leistungssteigerung ... ... Ich fokussiere mich also jetzt auf meinen Körper und optimiere mit meinen Gedanken die Leistungsfähigkeit einzelner Körperteile ... ... In Trance ist das möglich ... ... Ich weiß, dass es im Sport und beim Erreichen sportlicher Ziele immer darauf ankommt, den Erfolg schon frühzeitig zu visualisieren ... ... schon frühzeitig einen Gedanken des Erfolges zu entwickeln und damit den festen Glauben an den Erfolg ... ... So ist es auch jetzt ... ...
... ... Zuerst spüre ich meinen Kopf ... ... die Schaltzentrale, die alles steuert im Training ... *[ggf.: und im Wettkampf]* ... mein Kopf, mein Gehirn, arbeitet optimal und stellt die bestmögliche Koordination all meiner Bewegungen sicher ... ... Mein Kopf stellt auch die Kooperation von Atmung, Bewegung, Verdauung und Herzkreislauf sicher ... ... und damit werde ich immer leistungsfähiger ... ... Ich spüre meinen Herzschlag und fühle, dass mein Herz mich immer gut versorgt ... ... Ich weiß, dass mit jedem

Herzschlag Blut und Sauerstoff in meine Muskeln schießt und ich dadurch immer besser werde … … meine Leistungen immer stärker werden … … Ich weiß, dass all meine inneren Organe ihren Beitrag zu meinem Training und zu meiner Leistung liefern … … Mit meinen Gedanken in dieser Trance optimiere ich das Zusammenspiel all meiner Organe, die mich im Training … *[ggf.: und im Wettkampf]* … optimal unterstützen und meine Leistungsfähigkeit stetig steigern … … Mein ganzer Körper stellt sich nun darauf ein, optimale Leistung zu erbringen und immer besser zu werden … … Mein ganzer Körper stellt sich jetzt auf den nächsten Leistungsschritt ein … … Jede Zelle meines Körpers stellt sich jetzt auf den nächsten Leistungsschritt ein … … Je besser es mir gelingt, jetzt meinen Körper wahrzunehmen und zu spüren, umso schneller stellt sich auch jede Zelle meines Körpers auf neue und größere Leistungsfähigkeit ein … …

> … … *[Der folgende Abschnitt bezieht sich auf das Training von Langstreckenläufern. Im Anhang dieses Hypnosehauptteils finden Sie alternative Textbausteine für weitere Sportarten.]* … …

… … Vor allem meine Beine stellen sich heute auf ein neues, stärkeres Leistungsniveau ein … … Meine Beine erreichen heute ein stärkeres Leistungsniveau als je zuvor … … Meine Beine werden stärker und stärker und tragen mich schneller und länger als je zuvor … … Ich konzentriere mich auf meine Beine … … Ich konzentriere mich jetzt auf meine Beine und spüre sie deutlich … … Je besser es mir jetzt gelingt, meine Beine bewusst wahrzunehmen und deutlich zu spüren, umso stärker wird meine Muskulatur der Beine … … und ich kann meine Beine jetzt sehr gut spüren … … Meine Oberschenkel sind bereit ... ... Meine Wadenmuskulatur ist aktiviert ... ... Mit jedem Atemzug spüre ich meine Beine bewusster und deutlicher ... ... mit jedem Atemzug wachsen neue Mitochondrien in meinen Muskeln *(keine Sorge, Sportler wissen, was das ist!)* ... ... Mein ganzer Organismus stellt sich jetzt darauf ein, meine Beine in jedem Augenblick und bei jedem einzelnen Schritt optimal zu versorgen und alle erforderliche Energie bereitzustellen, damit ich schneller und länger laufen kann als je zuvor ... ... Die Blutgefäße in meinen Beinen verzweigen sich immer mehr ... ... neue Kapillaren versorgen meine Muskeln mit Sauerstoff und meine Mitochondrien arbeiten wie Kraftwerke ... ... Ich werde immer schneller und immer ausdauernder ... ... Ich kann schneller und länger laufen ... ... Je besser es mir gelingt, jetzt meine Beine zu spüren, umso schneller und ausdauernder werde ich ... ... und es gelingt mir hervorragend, meine Beine zu spüren ... ... Es ist ganz leicht ... ... Ich spüre meine Beine jetzt wirklich ganz intensiv ... ... ganz intensiv ... ... *[Ende des Wahl-Abschnitts]* ...

Festigung (Posthypnotischer Auftrag)
... ... Ich weiß, dass Training meine Leistung optimiert ... ... Ich weiß, dass körperliches und mentales Training erfolgreich sind ... ... Diese Trance ist mein heutiges Mentaltraining ... ... und deshalb optimiert diese Trance auch die Leistungsfähigkeit meines Körpers ... ... und deshalb aktiviert diese Trance jetzt auch mein gesamtes körperliches und mentales Potenzial ... ... und beide stehen mir in jedem Training ... *[ggf.: und in jedem Wettkampf]* ... zur Verfügung ... ... Alle Zellen meines Körpers kooperieren optimal ... ... Alle Zellen meines Körpers unterstützen mich optimal ... ...

Textbausteine für die somato-emotionale Hypnose zur Leistungssteigerung

Gewichtheber / Bodybuilder
… … Vor allem meine Muskeln stellen sich jetzt auf maximale Leistung ein … … Meine Muskeln können stärker kontrahieren als je zuvor und ich kann größere Gewichte bewegen … … Ich kann mit mehr Gewicht trainieren als je zuvor … … Ich stelle mir das nächste Training vor und fokussiere die Muskelgruppe, die ich dabei anspreche … … Ich spüre diese Muskeln jetzt … … Ich richte meine Aufmerksamkeit jetzt auf diese Muskeln des Trainings, das ich optimieren will … … Je besser es mir jetzt gelingt, diese Muskeln bewusst wahrzunehmen und deutlich zu spüren, umso stärker wird exakt diese Muskulatur … … und ich kann diese Muskeln jetzt sehr gut spüren … … Meine Muskeln sind bereit … … Meine innere Kraft ist aktiviert … … Mit jedem Atemzug spüre ich meine Muskeln bewusster und deutlicher … … mit jedem Atemzug wachsen neue und starke Muskelfasern, die härter kontrahieren als alle anderen … … Mein ganzer Organismus stellt sich jetzt darauf ein, meine Muskeln in jedem Augenblick und bei jeder einzelnen Bewegung optimal zu versorgen und alle erforderliche Energie bereitzustellen, damit ich mehr Gewicht bewegen kann als je zuvor … … Die Blutgefäße in meinen Muskeln verzweigen sich immer mehr … … neue Kapillaren versorgen meine Muskeln mit Sauerstoff und meine Muskelfasern ziehen wie Stahlseile am Gewicht … … Ich werde immer stärker und meine Muskeln formen sich optimal … … Ich werde immer stärker … … Je besser es mir jetzt gelingt, diese Muskeln bewusst wahrzunehmen und deutlich zu spüren, umso stärker wird exakt diese Muskulatur … … und ich kann diese Muskeln jetzt sehr gut spüren … … Es ist ganz leicht … … Ich spüre meine Muskeln jetzt wirklich ganz intensiv … … ganz intensiv … …

Schwimmer (Armzug bei Kraultechnik)

… … Vor allem meine Arme und Beine stellen sich jetzt auf maximale Leistung ein … … Meine Arme bewegen sich kraftvoller und geschmeidiger als je zuvor, meine Beine schlagen gleichmäßig und technisch perfekt … … Ich kann plötzlich schneller schwimmen denn je … … Ich stelle mir das nächste Training vor und fokussiere den Bewegungsablauf meiner Arme … … Ich spüre diese Muskeln jetzt und ich habe ein präzises Wassergefühl *(ein wichtiger Begriff für Schwimmer!)* … … Ich richte meine Aufmerksamkeit jetzt auf den Bewegungsablauf meines Armzuges, den ich optimieren will … … Je besser es mir jetzt gelingt, meine Arme und Beine zu spüren, umso schneller optimiert mein Unterbewusstsein jetzt meine Wasserlage, mein Wassergefühl und meinen Bewegungsablauf … … Und ich kann sowohl meine Arme als auch meine Beine jetzt sehr gut spüren … …

… … Mit jedem Atemzug spüre ich meine Arme und Beine bewusster und deutlicher … … mit jedem Atemzug wird meine Technik optimiert … … Mein ganzer Organismus stellt sich jetzt darauf ein, meine Kraultechnik zu optimieren … … Mein Armzug wird kräftiger … … Mein Wassergefühl ist perfekt … … Meine Arme gleiten optimal und mit Kraft durch das Wasser und ich spüre den Vortrieb … … Ich werde schneller und schneller … … Ich werde wirklich schneller, weil ich mit dieser Trance mein Potenzial stärker aktiviere und meine bereits vorhandenen Fähigkeiten und meine erlernten Techniken optimal nutzen kann … … Je besser es mir jetzt gelingt, meine Arme und meine Beine bewusst wahrzunehmen und deutlich zu spüren, umso schneller optimiert sich jetzt meine Technik … … Dieses Mentaltraining unterstütz mich dabei, in jedem Training einen optimalen Bewegungsablauf und maximale Kraftausdauer zu erreichen … … Es ist ganz leicht … … Ich spüre meine Arme und Beine jetzt wirklich ganz intensiv … … ganz intensiv … …

Hauptteil 9: Media
Selbsthypnose-Training

Ein Selbsthypnose-Trigger ist ein Signal, das den Zustand der Trance einleitet. Mit seiner Hilfe kann auch ein ungeübter Klient zu Hause mit Selbsthypnose weiter arbeiten. Natürlich kann er „nur" mit einfachen Suggestionen, die er sich gut merken kann und die wir vorbereiten sollten, oder auch mit einfachen Visualisierungen arbeiten. Getriggerte Selbsthypnose ist ein sehr gutes Hilfsmittel, um dem Klienten eine Aufgabe mit zu geben und die Therapie zu fördern. So verläuft die Zeit zwischen den Terminen in der Praxis nicht ohne Therapie, sondern sie wird zu Hause fortgesetzt. Eine vollkommen selbstgesteuerte Selbsthypnose, ohne Trigger, ist auch gut erlernbar, braucht jedoch viel Zeit und Übung. Den Trigger einzurichten, ist eine ziemlich einfache Aufgabe und entlastet natürlich den Klienten, dem ich das Trainieren einer selbstgesteuerten Selbsthypnose nicht aufbürden möchte. Allen Unkenrufen zum Trotz behaupte ich auch hier, dass es wirklich kein Problem ist, einem Klienten eine einfache Trigger-Selbsthypnose beizubringen. Es ist nicht gefährlicher als eine Meditation oder ein autogenes Training oder Yoga. Das überlebt man auch unbeschadet zu Hause. Ich habe zahlreiche Patienten in meiner Praxis erlebt, die nicht nur gut mit Selbsthypnose klar gekommen sind, sondern Spaß daran hatten. Und wenn ein Patient gerne eine Selbsthypnose macht, so einfach die Suggestion auch aussehen mag, dann ist das eine sehr gute Unterstützung der Compliance. Besprechen Sie den Ablauf einmal vor der Hypnose und geben Sie dem Klienten eine kurze stichwortartige Liste mit den Schritten der Selbsthypnose mit, damit er einen kleinen Leitfaden hat. Im Anhang dieses Hauptteiltextes finden Sie ihn. Kopieren Sie ihn gerne für Ihre Klienten. Und es ist auch im Zeitbudget einer Sitzung möglich, dass der Klient/Patient den Ablauf einmal in Ihrem Beisein ausprobiert.

Vorbereitung und Fokussierung auf die bestehende Trance
… … Heute bereite ich mich darauf vor, mit Selbsthypnose täglich an meiner Leistungssteigerung zu arbeiten … … Ich kann das, denn das Trainieren bin ich gewohnt … … Training führt zu Fortschritt und zu Erfolg … … Mein heutiges Training ist ein Selbsthypnose-Training … … Anschließend kann ich ohne Hilfe die Selbsthypnose nutzen, wann und wo ich will … … Also los … … Ich habe ein klares Ziel … … *Meine Leistungen sollen besser werden … [oder konkretes Ziel* nennen; s. Tabelle]* … Dieses Ziel erreiche ich mit Hilfe meines Trainings und mit Hilfe meines Mentaltrainings in Selbsthypnose … … Jede Selbsthypnose hilft mir, mein nächstes Ziel zu erreichen und mich darüber hinaus noch weiter zu steigern … … Die Entspannung, die ich jetzt gerade spüre, ist Trance … … So fühlt sich Trance an … … ruhig und entspannt und gleichzeitig ganz normal … … Das ist ganz einfach und vollkommen ungefährlich, denn ich lerne jetzt, wie das geht … …

Einrichten des Triggers
… … Ich kann die Trance selbst herstellen … … Ich kann überall und jederzeit in Trance gehen … … Ich benutze hierzu ein Codewort, das nur für mich bestimmt ist … … Mein Codewort lautet … … *Media* … *[Betonen Sie das Kunstwort bitte auf dem Me … Me-dia.]* … … Nach meinem Training, wenn ich ausruhe, ist die perfekte Zeit für mein Mentaltraining in Trance … … und dann flüstere ich dieses Wort immer und immer wieder, bis ich deutlich fühlen kann, dass ich richtig müde bin … … und das geschieht

schon nach wenigen Wiederholungen ... ... Ich flüstere einfach ... ... *Media – Media – Media - Media – Media – Media* ... ... und dabei erreiche ich den Zustand der idealen Trance für mein Mentaltraining ... ... vielleicht genau so tief wie jetzt ... ... doch es genügt, in eine ganz leichte Trance zu gehen ... ... Mein Codewort *Media* wird jetzt ganz tief in meinem Unterbewusstsein verankert, so kann ich, wenn ich in Trance gehen will, dieses Wort benutzen, um die Trance sofort zu erreichen ... ...

Aneignung der Vertiefung

... ... Dann gehe ich noch tiefer in diesen Zustand, um mein Mentaltraining noch besser wirken zu lassen ... ... Hierzu benutze ich eine erste Suggestion, die lautet ... ... *Ich gehe tiefer und tiefer in Trance ...* ... Ich flüstere einfach ... ... *Ich gehe einmal tiefer und tiefer in Trance* ... ... *Ich gehe zweimal tiefer und tiefer in Trance* ... ... *Ich gehe dreimal tiefer und tiefer in Trance* ... ... und so weiter ... ... bis ich schließlich bei Zehn ankomme und sage ... ... *Ich gehe zehnmal tiefer und tiefer in Trance* ... ... und dabei erreiche ich den idealen Zustand einer Trance für optimales Mentaltraining ... ...

Aneignung der Suggestion oder Visualisierung (Selbsthypnosehauptteil)

... ... Dann kommt das eigentliche und so wichtige Mentaltraining ... ... und dafür benutze ich eine Suggestion, die zum Leitgedanken meines Trainings wird ... ... Diese Suggestion leitet mein Training und motiviert mich täglich stärker ... ... Ich sage ... ... *Meine Leistung steigert sich von Tag zu Tag einmal* ... [oder konkrete Suggestion** einbauen; s. Tabelle] ... *Meine Leistung steigert sich von Tag zu Tag zweimal* ... ... bis ich schließlich sage ... ... *Meine Leistung steigert sich von Tag zu Tag zehnmal* ... ...

… … Und diesen Leitsatz lasse ich einwirken und ich genieße dabei die Ruhe … … Ich lasse mein Mentaltraining wirken … …

Aneignung der Ausleitung
… … Dann beende ich mein Mentaltraining, indem ich mir vorstelle, dass ein eiskalter Wind weht, der mich weckt … … Ich stelle mir einfach eiskalten Wind vor, denn dann will ich wirklich wieder vollkommen wach werden … … Und ich sage laut und deutlich … … *Ich bin in drei Sekunden hellwach* … … und dann zähle ich energisch bis *Drei* und öffne die Augen … … Das ist ganz einfach … … noch einmal … … Um mich selbst wieder zu wecken, stelle ich mir eiskalten Wind vor und ich sage laut und deutlich … … *Ich bin in drei Sekunden wach – Eins – Zwei – Drei* … … und dann öffne ich die Augen … …

Festigung
… … Mein heutiges Mental-Training nähert sich dem Ende … … Ich weiß jetzt, wie die Selbsthypnose gemacht wird und kann sie schon im Anschluss üben … … Selbsthypnose ist mein neues Mentaltraining … … Mein Unterbewusstsein hat alles Wichtige gelernt und geht mit meinem Codewort sofort in Trance, wenn ich das so will … … Mein Codewort *Media* bringt mich in Trance, die ich vertiefe mit den Worten *Ich gehe tiefer und tiefer in Trance* … … Dann folgt meine Suggestion … … Meine Leistung steigert sich von Tag zu Tag … … *[Suggestion** einbauen; s. Tabelle]* … … und dann stelle ich mir eiskalten Wind vor und sage … *Ich bin in drei Sekunden wach – Eins – Zwei – Drei* … …

Textbausteine für die Selbsthypnose zur Leistungssteigerung

In dieser Tabelle finden Sie Bausteine, um den Text des Selbsthypnose-Trainings zu ergänzen. In der linken Spalte stehen typische Themen und Probleme der Sportmotivation. Wählen Sie dort das passende Thema aus. In den beiden Spalten „Zielsetzung*" und „Suggestion**" stehen mögliche Formulierungen, die Sie im Text des Selbsthypnosetrainings an den gekennzeichneten Stellen einfügen können.

Thema	*Zielsetzung* *	*Suggestion* **
Leistungssteigerung - allgemein -	*Meine Leistungen sollen besser werden.*	*Meine Leistung steigert sich von Tag zu Tag.*
Schnelligkeit	*Ich will schneller laufen/Rad fahren/schwimmen.*	*Ich fahre / laufe / renne / schwimme schneller als je zuvor.*
Ausdauer	*Ich will meine Ausdauer steigern.*	*Ich bewege mich (fahre / renne / schwimme /spiele) ohne zu ermüden.*
Fokussierung Konzentration	*Ich will mein Ziel fest ins Auge fassen ... (meinen ersten Marathon etc.).*	*Ich schaffe es ... (den Marathon unter 3 Stunden zu finishen, mehr als 40 km/h zu fahren, die Wechselzone nach spätestens 60 Minuten zu verlassen etc.).*

Thema	Zielsetzung*	Suggestion**
Maximalkraft	Ich will stärker werden (oder konkret: Ich will 100 Kilo drücken / stemmen / reißen).	Ich bin stärker als jemals zuvor. (oder konkret: Ich drücke ganz sicher 100 Kilo, Ich schaffe Kniebeugen mit 80 Kilo etc.).
Muskelwachstum	Ich will größere Muskeln haben (oder konkret: Ich will einen Bizepsumfang von 50 cm haben etc.)	Meine Muskeln werden größer und stärker. (oder konkret: Mein Bizeps erreicht 50 cm Umfang, Meine Waden sind so dick wie mein Bizeps etc.)
Präzision	Ich will (beim Schießen, Springen, Rudern) konzentrierter sein denn je.	Ich werde vollkommen eins mit dem, was ich tue. (oder konkret: Ich verschmelze mit meinem Bogen zu einer Bewegung, Ich bin vollkommen eins mit dem Kanu etc.)
Wettkampfergebnis	Ich will den Wettkampf (Marathon, Triathlon, Boxkampf etc.) gewinnen (oder: Ich will unter 3 Stunden finishen etc.).	Ich gewinne diesen Wettkampf. (oder konkret: Ich erreiche Platz x, Ich erreiche die Top Ten, Ich finishe unter 3 Stunden etc.).

Leitfaden Trigger-Selbsthypnose

1. In störungsfreier Umgebung bequem hinlegen und die Augen schließen. Einige Male ruhig ein und aus atmen.
2. Einleitung der Trance: Mantra ähnliche Wiederholung des Codewortes _____ . Dabei bitte wirklich flüstern, das Codewort nicht nur denken!
3. Vertiefung der Trance: Bitte langsam flüstern *Ich gehe einmal tiefer und tiefer in Trance. Ich gehe zweimal tiefer und tiefer in Trance … … … Ich gehe zehnmal tiefer und tiefer in Trance.*
4. Hauptteil: Folgende Suggestion bitte auch zehnmal flüstern:

   _____

5. Ausleitung der Trance: Stellen Sie sich vor, Sie stehen in eiskaltem Wind und dann sagen Sie laut und deutlich: *Ich bin in drei Sekunden wach – Eins – Zwei – Drei!* Öffnen Sie dann die Augen!
6. Trinken Sie ein Glas frisches, kühles Wasser und öffnen Sie ein Fenster und atmen frische Luft.

Hauptteil 10: Ich liebe Training
Affirmationshypnose

Die folgende Variante eines Hypnosehauptteils arbeitet mit einem eher kurzen und prägnanten Glaubenssatz. Es handelt sich hierbei um eine Suggestion, die auch Affirmation genannt wird und auch außerhalb der Hypnose benutzt werden kann. Affirmation bedeutet Festigung, Stabilisierung. Es geht also immer darum, eine innere Haltung, die eingenommen werden kann, aber bislang noch schwierig aufrecht zu erhalten ist, zu stärken. Vorteil der Hypnose besteht sicherlich darin, dass die Affirmation leichter vom Klienten angenommen wird als im wachbewussten Zustand. Allerdings sollte diese Hypnose nicht als erste Sitzung dienen, sondern eingebracht werden, wenn der Klient bereits einen gewissen Verarbeitungsprozess durchgemacht hat und der Affirmation/dem Glaubenssatz bereits offener gegenüber steht als es ein suchender und bezüglich seiner noch Ziele unsicherer Mensch kann. Das müssen aber sie als Therapeut/in entscheiden.

Vorbereitung und Willensstärkung

… … Sportler brauchen Ziele … … Ich brauche Ziele und ich habe Ziele … … Ich habe sogar ein ganz besonderes Ziel … … eines, das jetzt wichtiger ist als alle anderen … … *Ich werde immer besser in meinem Sport* … [oder Ziel* gem. Tabelle] … Ja, ich will und ich werde mich steigern … … und hierzu nutze ich den Zustand der Trance, denn in Trance kann ich einen festen Willen und einen unantastbaren Glauben etablieren … … In Trance kann ich mental trainieren und heute einen Glaubenssatz fest verankern, der mir jeden Tag helfen wird, mein Ziel zu erreichen … … und mich immer weiter zu steigern … … so oft und so viel ich will ... ... Hierzu muss ich nicht viel tun, ich muss mich nur auf diese Trance und auf die wichtigen Gedanken, die ich höre, einlassen ... ... Das ist mein heutiges Training ... ...

Fokussierung auf die Wirksamkeit der Affirmation
... ... Ich bin bereit, einen helfenden Gedanken anzunehmen und ihn zu meinem neuen Leitsatz zu machen ... ... Ich kann ihn dann jeden Tag wiederholen, auch ohne Hypnose, auch ohne Trance ... ... und er wirkt immer optimal für mich, weil ich diesen Leitsatz heute in Trance fest verankere ... ... Ich weiß, dass Leistungssteigerung nach dem Training, also in den Pausen erfolgt ... ... Eine solche Pause ist jetzt gerade, denn jetzt bin ich entspannt und in vollkommener Ruhe ... ... Jetzt ruhe ich mich wirklich aus und mein ganzer Organismus versteht das als Pause zwischen zwei Trainingseinheiten ... ...

Visualisierung der Zielsituation (Sport-/Trainingsumgebung)
... ... Ich stelle mir noch einmal *mein letztes Training/meinen letzten Wettkampf* vor ... ... Ich beobachte mich selbst im Training und ich spüre, dass ich mehr leisten kann ... ... Ich weiß, dass ich wirklich besser werden kann ... [oder: stärker, geschickter, präziser, konzentrierter etc.] ... Das ist möglich und ich schaffe das ... ... Und all das erlebe ich jetzt in Ruhe ... ... All das erlebe ich in der tiefen Ruhe der Trainingspause ... ... Ich sehe es vor meinem inneren Auge ... ... Ich kann mir vorstellen, wie *das Training/der Wettkampf* ideal verläuft ... ... Ich kann es mir bildhaft vorstellen ... ... Ich kann es mir in meinem Gefühl vorstellen, denn es fühlt sich gut an ... ... Das wird mein bester Tag ... ...

Präsentation der Affirmation

... ... Tief in mir höre ich deutliche und starke Worte ... ... Tief in mir werden sie zur absoluten und unumstößlichen Überzeugung ... ... In meinem ganzen Organismus hallen diese wichtigen Worte, an die ich unabdingbar und in jeder Sekunde glaube ... ... Ich höre in mir ... ... *[ca. 5 Sekunden schweigen, dann die Affirmation vorlesen! Wählen Sie aus der Tabelle am Ende des Textes ggf. eine alternative Affirmation** aus.]* ... ...

> **Ich liebe intensives und nachhaltiges Training**
> **und lasse mich ganz und gar auf den Erfolg ein.**

... *[Lesen Sie die Affirmation langsam und etwas lauter als den vorherigen Text, um sie so etwas hervorzuheben. Machen Sie dann eine Pause von gefühlten 30 Sekunden bevor Sie weiter lesen.]* ...

Einwirken und Vertiefen der Affirmation

... ... Dieser Satz hallt in mir nach wie ein anhaltendes Echo, das ich immer wieder höre ... ... Diese Worte erreichen mein Innerstes, verankern sich in meiner inneren Mitte ... ... Dieser eine Satz ist der Leitsatz meines Trainings ... ... Er ist der einzige Leitsatz, der jetzt zählt ... ... Er wird zur tiefen inneren Wahrheit und damit auch zur absoluten äußeren Wahrheit ... ... zur überprüfbaren Wahrheit, denn ich kann meine Leistungssteigerung fühlen und messen ... ... Ich spüre jetzt die Ruhe und Entspannung der Trance ... ... und diese Trance ist wie eine Pause zwischen zwei Trainingseinheiten, in der sich meine Leistung steigert und optimiert ... ...

Wiederholung und Integration der Affirmation

… … Diese deutlichen Worte werden jetzt zur inneren und äußeren Wahrheit … … Mein Leitsatz ist Realität und er begleitet mich jeden Tag … … *[Wählen Sie hier auf jeden Fall immer die gleiche Affirmation wie bei der ersten Präsentation. Tauschen Sie also immer beide Affirmationen aus.]* … …

**Ich liebe intensives und nachhaltiges Training
und lasse mich ganz und gar auf den Erfolg ein.**

… … Dieser Leitsatz verankert sich ganz fest in meinem Innersten … … Dieser Leitsatz ist jetzt der wichtigste Gedanke überhaupt … … Er ist der einzige Gedanken, der jetzt zählt … … Er wird zur tiefen Grundhaltung, die mich täglich antreibt … … Ich spüre die Ruhe und Entspannung der Trance … … und in dieser Trance wird er zur absoluten Wahrheit … …

Festigung

… … Nun ist mein Leitgedanke fest verankert und ich kann ihn täglich stärken und damit seine Wirkung immer stärker und stärker zur Entfaltung bringen … … Das ist ganz einfach und funktioniert ab sofort auch ohne jede Trance … … Jederzeit kann ich ihn denken oder flüstern oder laut hinaus rufen … … Vor und nach dem Training und auch während des Trainings kann ich sagen … … *Ich werde immer besser in meinem Sport …* [oder Ziel* gem. angehängter Tabelle nennen] … und sobald ich das denke oder ausspreche, spüre ich sofort die Wirkung und die Leistungssteigerung, die damit verbunden ist … …

Textbausteine für die Affirmations-Hypnose

In dieser Tabelle finden Sie Bausteine, um den Text der Affirmationshypnose, je nach Thema der angestrebten Steigerung des Klienten, abzuändern. In der linken Spalte stehen typische Bereiche der Leistungssteigerung im Sport. Wählen Sie dort das passende Thema aus. In den beiden Spalten „Zielsetzung*" und „Affirmation**" stehen mögliche Formulierungen, die Sie im Text der Affirmationshypnose an den gekennzeichneten Stellen einfügen können.

Thema	*Zielsetzung*	*Affirmation***
Leistungssteigerung - allgemein -	Ich werde immer besser in meinem Sport.	Ich liebe intensives und nachhaltiges Training und lasse mich ganz und gar auf den Erfolg ein.
Schnelligkeit	Ich werde mit jedem Training schneller.	Ich liebe die Geschwindigkeit und ich freue mich darüber, mit jedem Training schneller zu werden.
Ausdauer	Ich steigere meine Grundlagenausdauer.	Ich genieße den Rhythmus meiner Bewegungen im Gleichklang von Atmung, Vorwärtsdrang und Freiheit.
Fokussierung Konzentration	Ich konzentriere mich voll und ganz auf meinen Sport.	Ich bin eins mit meinem Sport, Leistung ist für mich das konsequente Ergebnis meines Fleißes.

Thema	*Zielsetzung* *	*Affirmation* **
Maximalkraft	Ich werde stärker denn je, kann mehr Gewicht bewegen als je zuvor.	Wahre Größe und echte Kraft kommen von innen und entfalten sich in der Leistungsfähigkeit meiner Muskeln.
Muskelwachstum	Meine Muskeln werden größer und stärker.	Ich genieße das Wachstum meiner Muskeln und erlebe mit Stolz die athletische Figur meines Körpers.
Abnehmen Fettabbau	Ich verbrenne Fett mit jedem Training und werde schlanker.	Ich genieße jedes Training und jede körperliche Anstrengung, denn damit werde ich innerlich und äußerlich leichter.
Präzision	Ich bin beim Sport/im Wettkampf vollkommen eins mit meiner Bewegung.	Ich bin vollkommen eins mit meinem Sport, Ich verschmelze mit dem, was ich tue und genieße die Leistung, die ich mir verdient habe.
Wettkampfergebnis	Ich breche meinen eigenen Rekord / Ich toppe mein eigenes Ergebnis.	Ich erreiche ein neues, hervorragendes Leistungsniveau und ich freue mich darauf, mich selbst zu überflügeln.

Übergang zur Ausleitung:

…… Mein heutiges Mentaltraining geht zu Ende …… Dieses Training war intensiv und erfolgreich … … deshalb ist es jetzt an der Zeit, bald wieder wach zu sein und den Erfolg meines Mentaltrainings im nächsten Training zu erleben ……

…… Sobald ich wieder wach bin, spüre ich, dass die gehörten und gesprochenen Suggestionen wirksam sind und mir helfen, so schnell wie möglich die nächste Stufe meiner Leistungsfähigkeit zu erreichen …… deshalb ist es jetzt an der Zeit, bald wieder wach zu sein und meinen Erfolg zu genießen … … mein Potenzial auszuleben ……

…… Ich habe viel erreicht in dieser Trance …… Ich bin einen großen Schritt in und mit dieser Trance gegangen …… deshalb ist es jetzt an der Zeit, bald wieder wach zu sein und meinen Erfolg zu genießen …… mein Potenzial auszuleben ……

…… Es ist soweit…… Mein Mentaltraining geht zu Ende und ich bin bereit für bessere Leistungen … … und ich bin froh, in wenigen Augenblicken sportlich fit und vital und wieder wach zu sein ……

Ausleitung:

…… Die Trance ist fast zu Ende …… Ich konzentriere mich ein letztes Mal, um damit wieder wach zu werden …… Ich zähle einfach bis … *Fünf* … und sobald ich bei … *Fünf* … ankomme, bin ich vollkommen wach und topfit …… Jede Zahl, die ich höre, weckt mich auf …… Und wenn ich … *Fünf* … höre, bin ich bereits ganz und gar wach und mache die Augen auf ……

…… *Eins* … Die Stimme, die mich leitet, weckt mich auf …… Ich werde hellwach ……

…… *Zwei* … Ich folge der Stimme weiter, denn sie zeigt mir den Weg …… Ich werde hellwach ……

…… *Drei* … Meine Gedanken sind hell und klar …… Ich werde hellwach ……

…… *Vier* … Die Stimme, die mich leitet, wird jetzt lauter …… Ich werde hellwach ……

…… *Fünf* … **Öffne** die Augen!…… **Du bist** hellwach! ……

Bücher- und Themenliste

Auf den folgenden Seiten finden Sie eine Liste der bereits veröffentlichten und der geplanten Titel weiterer Bände der Reihe „Zehn Hypnosen", die entsprechend der Rückmeldungen und Themenwünsche meiner Leserinnen und Leser weiter ergänzt wird.

Wenn Sie spezielle Themen für Hypnosetexte suchen, die Sie in der Liste (noch) nicht finden können, schreiben Sie mir gerne Ihren Themenwunsch per E-Mail. Ich bemühe mich, so viele Kundenwünsche wie möglich in die Reihe aufzunehmen. Vielleicht ist Ihr Spezialthema schon bald dabei.

Die aufgelisteten Themen erscheinen jeweils mit identischer Nummer in den drei parallelen Reihen, selbstverständlich ohne Textwiederholungen in den Hauptteilen!

- *„Zehn Hypnosen"*
- *„Hypnosetexte für Coaching und Therapie"*
- *„Zehn Fantasiereisen für Coaching und Therapie"*

... Senden Sie Ihre Themenwünsche bitte an ...

ingo.simon@praxissimon.de

Buchreihen: Zehn Hypnosen / Hypnosetexte für Coaching und Therapie / Zehn Fantasiereisen

Band 1: Raucherentwöhnung
Band 2: Angst und Unruhezustände
Band 3: Burn Out
Band 4: Übergewicht reduzieren
Band 5: Vergangenheitsbewältigung
Band 6: Suizidgedanken und Suizidversuche
Band 7: Psychoonkologie
Band 8: Zwänge und Tics
Band 9: Selbstvertrauen und Entscheidungen
Band 10: Trauerarbeit
Band 11: Psychosomatik
Band 12: Chronische Schmerzen
Band 13: Depressive Gedanken
Band 14: Panikanfälle
Band 15: Häusliche Gewalt, Opferbegleitung
Band 16: Posttraumatischer Stress
Band 17: Prüfungsangst und Lampenfieber
Band 18: Anti-Gewalt-Training, Täterbegleitung
Band 19: Suchttendenzen
Band 20: Soziale Phobie und Kontaktangst
Band 21: Fingernägel kauen
Band 22: Selbstachtsamkeit und Selbstliebe
Band 23: Zähneknirschen und Nachtbeißen
Band 24: Schuldgefühle
Band 25: Angst in Menschenmengen
Band 26: Flugangst, Aviophobie
Band 27: Angst in engen Räumen, Klaustrophobie
Band 28: Tinnitus, Ohrgeräusche
Band 29: Höhenangst
Band 30: Neurodermitis
Band 31: Die innere Mitte finden
Band 32: Einsamkeit überwinden
Band 33: Angst vor Krankheit, Hypochondrie
Band 34: Erwartungsangst, Angst vor der Angst
Band 35: Eifersucht in der Partnerschaft
Band 36: Autofahren und Angst
Band 37: Neustart nach Trennung
Band 38: Angst vor Spritzen
Band 39: Herzangstneurose
Band 40: Groll und Zorn überwinden

Band 41: Blockadenlösung
Band 42: Stressreduzierung, Stressverarbeitung
Band 43: Körperentspannung
Band 44: Tiefenentspannung
Band 45: Angst im Dunkeln
Band 46: Einschlafen und Durchschlafen
Band 47: Kaufsucht
Band 48: Restless Legs, Unruhige Beine
Band 49: Bulimie
Band 50: Anorexie
Band 51: Albträume überwinden
Band 52: Dysmorphophobie, eingebildete Entstellung
Band 53: Misstrauen überwinden, Vertrauen finden
Band 54: Misserfolge verarbeiten
Band 55: Erniedrigung, seelische Kränkung
Band 56: Quälendes Mitleid, Stellvertretendes Leiden
Band 57: Selbstvergebung
Band 58: Ich-Bewusstsein, Selbstbewusstsein
Band 59: Nein sagen
Band 60: Durchsetzungskraft
Band 61: Abgrenzung und Selbstbehauptung

Band 62: Entscheidungskraft
Band 63: Erfolgsausrichtung
Band 64: Grübeln, Gedankenkreisen
Band 65: Schwangerschaft annehmen
Band 66: Geburtsvorbereitung
Band 67: Spirituelle Öffnung
Band 68: Rückführungen in die Vergangenheit
Band 69: Rückführungen in die Kindheit
Band 70: Rückführungen in vergangene Leben
Band 71: Reizdarmsyndrom
Band 72: Angst vor Übelkeit, Emetophobie
Band 73: Stottern und Poltern, Redeflussstörungen
Band 74: Konzentration und Wissensverankerung
Band 75: Vitalität und Spontaneität
Band 76: Sinnsuche und Zielfindung
Band 77: Lebenskrisen, Life events
Band 78: Workoholic, Zielverbissenheit
Band 79: Helfersyndrom, hilflose Helfer
Band 80: Medikamentenmissbrauch
Band 81: Spielleidenschaft, Spielsucht
Band 82: Internetsucht, Smartphonesucht

Band 83: Sammelleidenschaft, Messiesyndrom
Band 84: Verschwörungsgedanken, überwertige Ideen
Band 85: Angst vor Operationen und Behandlung
Band 86: Angst vorm Älterwerden
Band 87: Reiseangst
Band 88: Angst beim Wasserlassen, Paruresis
Band 89: Angst vor Nähe und Zweisamkeit
Band 90: Angst vor dem Erröten
Band 91: Outing bei Homosexualität
Band 92: Charismatraining

Band 93: Migräne und chronische Kopfschmerzen
Band 94: Allergie überwinden, Asthma bronchiale
Band 95: Blutdruck normalisieren
Band 96: Zwanghafter Perfektionismus
Band 97: Sporthypnosen (Freizeit), Motivation
Band 98: Sporthypnosen (Freizeit), Leistungssteigerung
Band 99: Zielstrebigkeit und Fokussierung
Band 100: Dem inneren Kind begegnen

... Weitere folgen ...

Alle Bücher des Autors im Überblick auf

www.praxissimon.de

Printed in Poland
by Amazon Fulfillment
Poland Sp. z o.o., Wrocław

35439030R00045